AQUARIUS

AQUARIUS

AQUARIUS

AQUARIUS

Vision

一些人物，
一些視野，
一些觀點，
與一個全新的遠景！

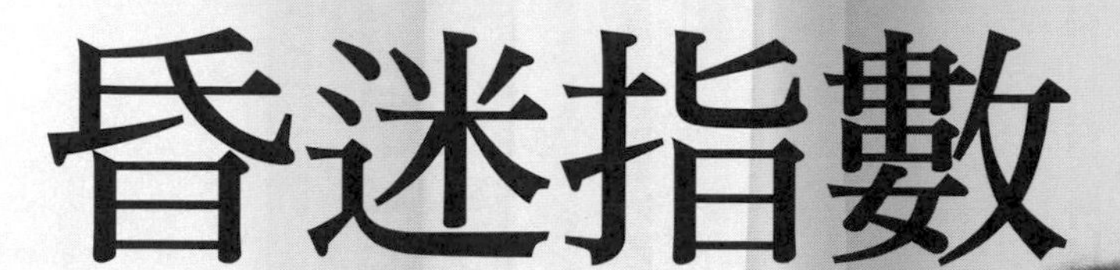

昏迷指數三分

社會破洞、善終思索、醫療暴力……
外傷重症椎心的救命現場

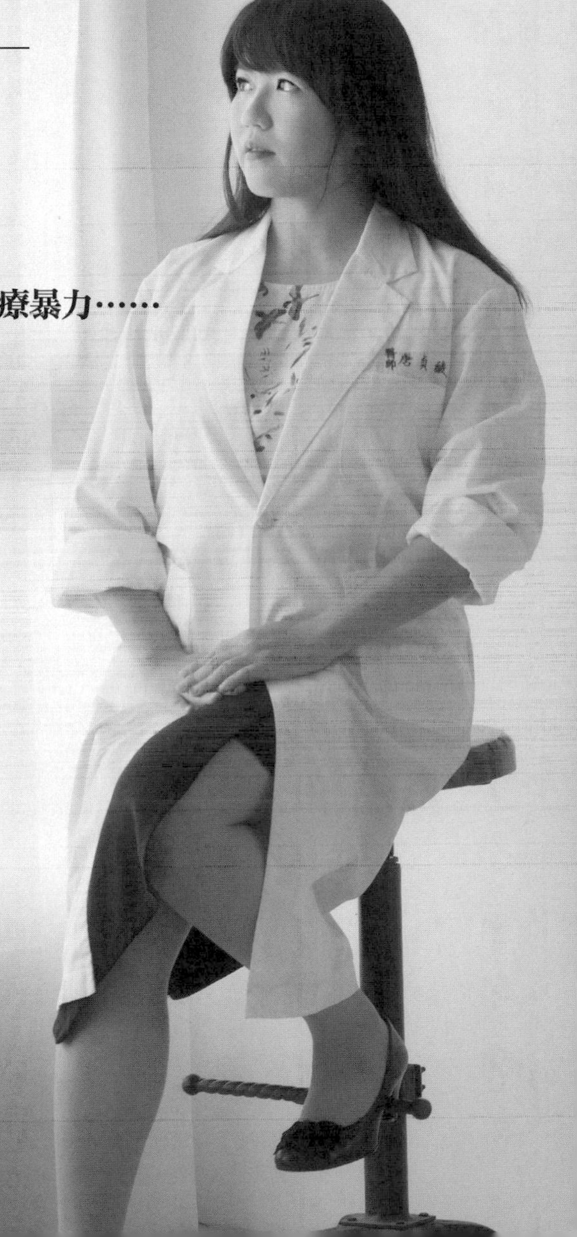

唐貞綾醫師

高雄醫學大學附設中和紀念醫院
【外傷及重症外科】主治醫師

【推薦序】

外傷重症醫療中的俠義仁心

文◎陳昭文（高雄醫學大學附設中和紀念醫院外傷及重症外科主任）

我跟醫學生上課，常常告訴他們：醫學是在床邊習得的，不是從課堂上學來的。課堂上所得到的是知識，是經由系統性的方法得到的科學證據。這些科學證據是其他人所經歷過的求知歷程的結晶，並透過文獻發表而讓更多的人知曉，老師則在課堂中傳授與散布。

知識並不等同智慧。知識是別人的，可以透過學習變成自己的一部分。知識在書本上找得到，而智慧沒辦法，只有經過生活的體驗或體現，才能慢慢在自身養出智慧。

年輕的時候覺得課本中的知識是聖經，雙手是經過加持的除魔劍，在病人瀕危時與死神對抗，英雄式的搶救生命過程是善盡醫師的天職。可是，當有一天聽到搶救回來的病人的媽媽，對我平靜地說出：如果當時不要這麼努力地救他，會不會比較好？即使經過這麼多年，還記得我佯自鎮定挺立的身軀內，其實像被千斤重搥擊中地顫抖，突然間理解何謂捨得與圓滿。

我在這本書中看到許多經過淬煉的人生智慧。

我認識貞綾有鑾長一段時間。她曾經待過成大醫院，之後再到高醫，也曾經因公費身分而下鄉服務幾年。比起虛長她好幾歲的我，對物換星移的生活感知與理解，她更為敏銳與有感。讀著她所書寫的文字，不免感嘆繁忙的臨床工作與行政業務，讓我對生活的感知其實有些駑鈍與退化。

但透過她的記憶與描述，當初曾發生過的點點滴滴，恍如是昨日星辰。年輕醫師的熱情與天真彷彿停駐在字裡行間，有傻勁、有沉思、有感觸，有無能為力的不平，也有見微知著的關懷。

●

很多人不想碰嚴重外傷的病人，因為複雜又難處理。但我們外傷及重症的生活其實充滿樂趣。我們在面對病人的當下，往往是最慘烈的時候，但苦盡甘來的味道總會令人上癮。我們面對的問題也不會一成不變，有些對戰排列組合與團隊合作解題過程會讓人回味不已。

而更讓我感到感恩與自在的是，當病人生命陷於急難時，很多世俗或功利的羈絆會隱身，沒有人在談僵化健保導致的虧損，沒有人在想病人的社經身分，也沒有人在擔心病患需收治到哪一科。救急救難的夥伴們會自動元神歸位與合體，大家只想好好打場勝仗。

也因為我們的團隊組建是一個從零到一的過程，雖然備極艱辛，卻因為沒有包袱，反而能凝聚共識而創造出新的協作文化。

我觀察了幾年，發現加入我們團隊的夥伴通常具有一種俠義特質。貞綾在某種層次上，就像是在寫醫院的武俠小說，書中的每個故事都是真實生命的旅程，每個人物都有多元宇宙中的分身。透過她精采的敘事能力，讓許多參與過的夥伴們憶起笑中帶淚的過往。

而更重要的是，讓沒有身在急救生態圈內的普羅大眾，理解在現今不完美的醫療環境下，還是有一群天真但不幼稚的夥伴們，凝聚著熱情與希望，默默地改造醫療生態。

● 我常常跟貞綾說一句話：科學是要走入生活中體現的，改造是需要走出醫院實踐的。

很多人執迷於「paper is power」，覺得學術上的影響因子（impact factor）很重要，開心地把研究放在書櫃中供奉著；但走入實境，卻無法用這些研究改善我們周遭真實生活的缺點，甚至忽略了痛點。

貞綾身處於急重症的生態中，很敏銳地注意到我們忽略的細節，也體察了多元的觀點。她認真地走出醫院，用科學與救護技術員進行對話與回饋，參與也主導了許多社區急救訓練課程，更在有限的時間內勤奮地進修與筆耕。過去發表了許多以真實世界映襯的小說、文章，有些作品的輻射能量極強，閱文者眾，也引發了相關議題討論與社會關注。這些文章產製的影響力其實是一點一滴地滲透人心，教化社會，也引導出在各個角落懷抱著想一齊濟世的能量。對一位心臟外科醫師而言，筆勝於劍的體現展露無遺。

古語有云：下醫醫病，中醫醫人，上醫醫國。我很開心地看到貞綾運用她在醫學以外的核心技術，產製出一本有廣度、有深度、有厚度也有溫度的「社會心電圖」判讀手冊。亦希望推薦給您，品味一下她在急重症場域中所孵出的人生智慧。

【推薦序】

外傷及重症外科，溫暖與現實的社會縮影

文◎謝文憲（企業講師．作家．主持人）

這不是一本談論外傷與重症外科的書嗎？怎麼會找企業講師寫推薦序？

我想聊聊我與唐唐醫師的三個相同點。

公開課程，見學習

我們相識是在一堂簡報課程中，我對她的工作非常有興趣。一開始，我真心覺得她是個「可愛」的人，明明滿布血腥畫面的簡報，讓她講出來，就成為一場溫暖、有畫面的故事。

她走進我的「教出好幫手」課程，這是一堂工作教導ＯＪＴ（On the Job Training）的課程。我第一次意識到，原來外科與急診醫師也有教學的傳承與場景。對她工作教導時的熱情，我在課程期間，無庸置疑地充分感受到。

隨後的「管理電影院」課程，同樣也是唐唐在教學場景的應用與學習。這堂在企業內部非常受歡迎的課程，我將其技巧完整解析，希望在醫療現場也能應用。我對她喜歡並應用電影教學的程度與天賦，感到驚奇。

最後是「寫出影響力」課程。說真格的，對於醫師要花時間寫作這檔事，我一直搞不懂。不是平常工作就很忙了嗎？哪有時間寫作？但我從唐唐及其他許多醫師身上理解：「醫療教育對社會的貢獻，甚至不亞於醫療現場。」

更重要的是，她首次獲得「遠見華人精英論壇」邀請寫專欄的當天，很興奮地跟我分享。而我們心中沒說出口的話是：「我們同框一起出現了。」

唐唐初試啼聲的專欄表現超越了我，我很為她感到欣喜。

醫療現場，見溫暖

在依序送走母親、祖母、岳父、父親的這二十多年來，我自己都有陪病或是照料的經驗。林口長庚醫院的急診室，是我最常去的地方。

每每提及此事，心中滿是酸楚。

無論是外傷、急診或是重症區，大多是血肉模糊、呼天搶地、鬼哭神號之地，一般人絕對不能久留。若是多看一眼，可能會記住畫面，好幾天吃不下飯，睡不好覺。

唐唐跟許多醫療同仁在此地工作，絕對不是冷血無情，毫無感覺，而是他們把這些感覺，轉變成為仔細觀察、充分體諒、解決問題，以及設法同理的溫暖。說真的，看完唐唐的書，不敢說我能完全理解她的處境，但對這類工作的危險與緊張，大愛與善心，無比敬佩。

醫療暴力大多來自此區，同樣身為家屬的我，大致也能理解醫病關係的複雜。但我真心希望此書的出版，能更讓病人及家屬，充分體諒醫療環境的辛苦與艱難。

唐唐對於醫療現場的故事描寫，首屈一指，不落俗套。

通俗溝通，見專業

「專業，是建立在通俗的溝通」，這句話是我看完全書最想說的，也是我信奉的理念。

我指導過許多醫護人員演講與教學的實作，更有許多創業者、律師、老師與我共學。專業若很難懂，對社會產生的幫助就很小；相反地，若能採用通俗的溝通，就能讓市井小民清楚理解，而唐唐正是其中的佼佼者。

「故事，是無敵的」，這是唐唐最棒的地方。

每篇文章都是一個故事，背後卻隱約傳遞一個理念。沒有多餘的專有名詞，取而代之的是每個衝突的場景，一個個清晰可見的故事主角，以及外傷及重症專區醫護同仁的取捨與關懷。

我特別喜歡以下這五個故事，或許可以作為大家的閱讀指引：

一、病人會自己選時間走

二、急診室的傳說病人

三、做工的人

四、在醫院門口單手脫鞋的VIP

五、心臟移植是最哀傷的移植手術

容我自打嘴巴，其實每一篇都很好看，每一篇都可以拍出一部單元劇，如果您願意投資的話，劇名就類似「村裡來了個豪邁女外科」。

唐唐對於醫療現場的人物刻劃，觀察入微、筆觸輕盈。

最後我想說三件事：

一、從她熱愛學習，可見她的自我期許；

二、從她生性溫暖，可見她的醫療專業；

三、從她細膩筆觸，可見她的溝通專長。

誠摯地推薦各位，從非醫療專業視角看唐貞綾醫師和本書。

目錄

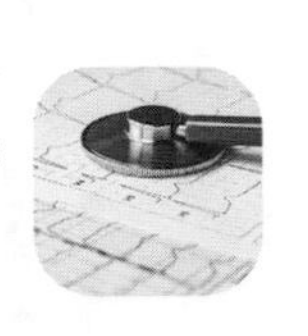

一、凡人歌

二、急診室裡的搖籃曲

目錄

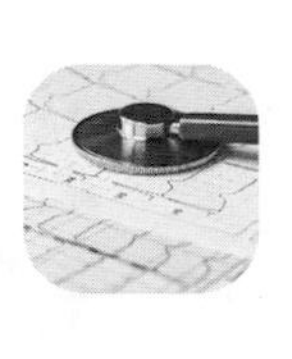

三、破洞

四、面對暴力

目錄

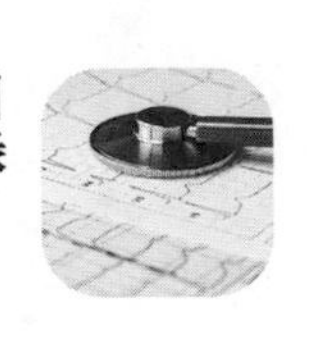

昏迷指數三分

社會破洞、善終思索、
醫療暴力……
外傷重症椎心的救命現場

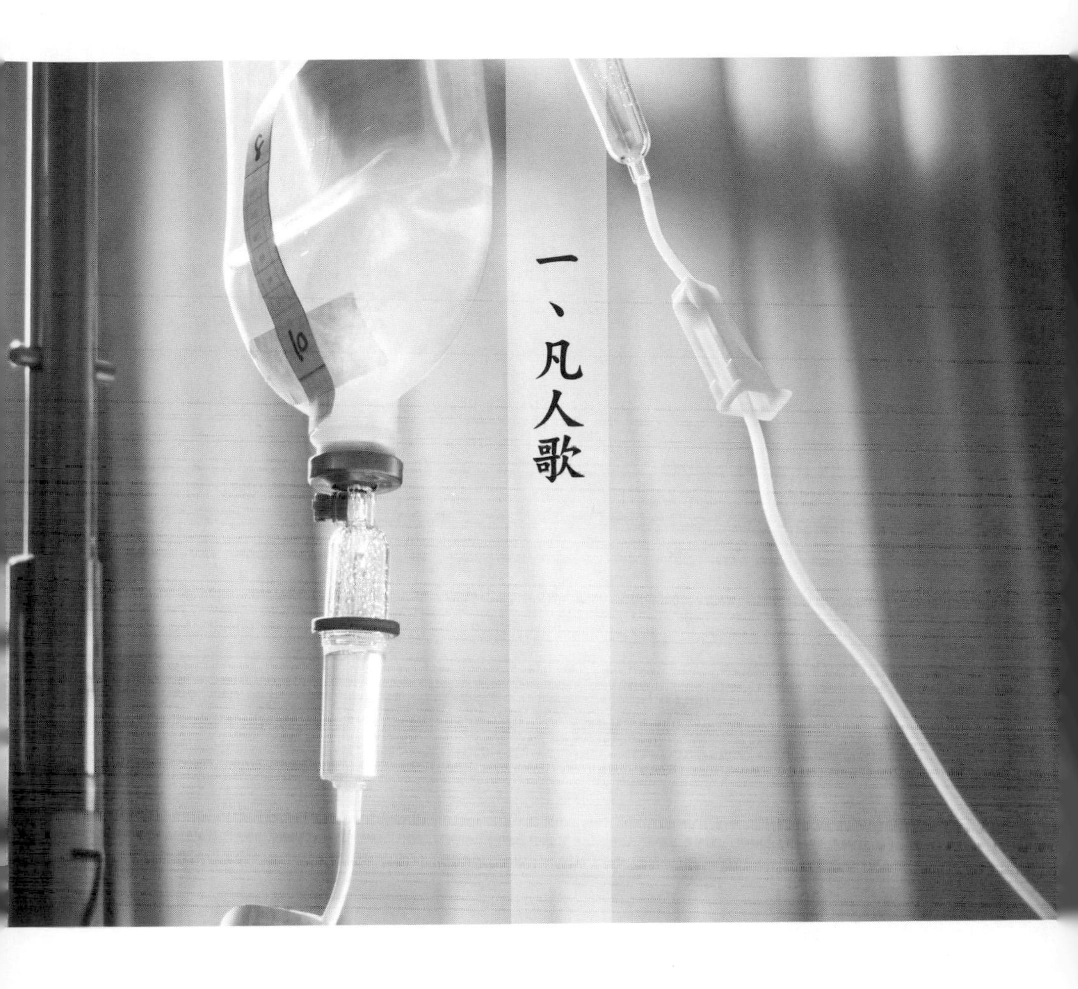

一、凡人歌

醫者的信念

一個人會在歷經生死交關後，突然改過向善嗎？

從我還是外科住院醫師起，外傷科的主治醫師藍寶主任在我心裡便像是「菩薩」般的存在。

這要從我當住院醫師第二年，輪訓加護病房時遇到的病人阿達談起……

早上八點的交班時間，我準時踏進加護病房，聽到交班中的護理師們嘰嘰喳喳地談論著前一晚的驚心動魄。

深夜到院的車禍傷患阿達，狀況實在差到不行：脾臟被撞碎，還因為大量失血休克造成急性腎臟衰竭。當時動了緊急手術摘除脾臟救命，術後更把所有能用上的升壓劑都用了，並不停輸血，才能勉強維持血壓。

開完刀後，阿達被送進加護病房。他的大腿插入緊急洗腎用的管路，二十四小時不停地運轉將血從身體抽出，經過機器洗乾淨之後，又再輸進體內，以替代急性衰竭的腎臟。為了救回這條命，急診、開刀房和加護病房的醫護人員忙碌了一整晚不曾停歇。

更讓人心驚的是他受傷的原因。

他的母親說，她只會在兩個地方看到阿達：醫院和警察局。每次見到這個二兒子，都是被警察通知去收拾殘局。喔，不，自從阿達因為打傷人被關之後，還多了一個地方會見到人，就是監獄。但如果在第四個地方「家裡」遇上，那肯定是他又把身上的錢花光了，跑回家找媽媽討錢，甚至說是用勒索的也不為過。

這天晚上，阿達又去找媽媽要錢，哥哥正好也回家探望母親，見他又向媽媽索錢，還出言恐嚇，氣得掄起拳頭揍人。長年浸泡於菸酒毒的阿達，怎拚得過在工地工作、身強體健的哥哥，三兩下就被打得倉皇逃出門，沒想到就被迎面而來的車子撞成重傷。

讓護理師們嘰嘰喳喳的還有另外一個原因——藍寶醫師。

打從住院醫師時期，藍寶醫師就被譽為我們外科的三大美男子之一。雖然升上主治醫師後，絕大部分時間都在急診的外傷現場工作，但盛名仍然留在許多加護病房護理師學姊們的腦海。更讓人稱道的是他溫和又堅定地認真對待病人的態度。

阿達被送到急診時，外傷區的值班主治醫師是藍寶主任。由於病況實在太緊急，他將急診現場交給其他主治醫師，便直接殺進開刀房去開急刀。

術後，也是他帶著加護病房的值班住院醫師處理到天亮，將半條腿已踏進鬼門關的阿達攔了回來，他才回家。

原以為藍寶醫師整夜沒睡，中午的會客時間應該不會出現，沒想到他居然提早抵達，在會客的二十分鐘前便出現在加護病房。除了探視病人，也給我一些處置建議，並等到會客時間向阿達的母親解釋病情。

要知道，許多外科醫師都是動完手術後把病人送進加護病房，就什麼也不管了。很少有人像藍寶醫師這樣親自在加護病房處理一整晚，隔天還認真地來看病人、給建議，又親自解釋病情。

接下來那一個禮拜，他不管前晚是不是上夜班，一到中午會客時間，都準時出現在阿達的病床旁。

但是看著他愈來愈憔悴的臉色、愈來愈深的黑眼圈，再對照阿達媽媽說的兒子過去做的許多事，讓我為藍寶醫師的付出實在感到很不值。

//

某天，藍寶醫師見阿達的狀況依然不穩定，再度叮囑我要盡全力去救，我終於忍不住爆發了。「學長，你幹麼花這麼多精力救他？他媽媽說他以前就是『歹子』啊，惹事生非，還回家找媽媽勒索錢欸！我覺得你把照顧他的時間拿去補眠還比較實際。」

「可是也有病人歷經生死交關後，突然改過向善的啊。我們不能因為他原本不好，就不想救他。說不定他這次會變好。」藍寶醫師無視我的憤怒，優雅而平靜地回應。

「拜託！學長，你沒聽過一句話嗎？狗改不了吃屎的！怎麼可能變好？而且他又沒撞到 frontal lobe [1]！」不知為何，我就是有些氣憤他對於人性本善的執著。

「很難說啊，也許他這次就突然想通了嘛。」藍寶醫師還是維持不慍不火的語調說著。

「學長，阿達的媽媽說他之前也受過很嚴重的傷，看起來也沒讓他變得比較好啊。」從高中國文課就很討厭孟子的我，當然不可能是人性本善論的信徒。

他卻仍堅定不移。「可是說不定這次會變好嘛。在病人還沒醒來前，我們都不能下定論，不是嗎？所以我們還是要在能救的範圍內，盡量去救。」

那溫和而堅定的語氣，還有光線柔和的加護病房裡，日光燈打在他臉上暈開似的柔焦，我突然覺得眼前的藍寶醫師就像是敦煌石窟的菩薩一樣，散發出慈悲的溫潤光芒，逼得我不得不臣服。

儘管如此，看著阿達滿江紅的抽血數據，我還是對他能否存活下來持疑。只能在心裡偷偷想著：反正我就聽學長的話，盡力救救看。不過能不能活下來，就看阿達自己的造化了。

或許是藍寶醫師的菩薩光芒普照，或許是阿達的生命力夠強，更或許是傳說中的禍害遺千年……總之，最後阿達不但活下來，而且完全清醒了。

然而他醒來後，不僅把護理師當成傭人般使喚，態度更差到讓各班護理師都想揍人。更過分的是，當他得知自己日後可能需要長期洗腎，居然劈頭對年近七十歲的母親說：「欸！你要不要捐腎給我？反正你都那麼老了，洗腎也沒關係，我還年輕哪！」

這位老母親即使遭兒子多次勒索，仍然堅持每天來探病，聽了這番話，她傷心地轉身離開。

我還聽見他在母親走出病房時，繼續對著她的背影大喊著：「你不用擔心錢的問題啦。反正醫院可以欠款，你以後再慢慢還就好！」

那一刻，藍寶醫師菩薩般的臉龐突然浮現我腦海，不禁覺得我們凡人還是以凡人的邏輯思考就好，不用把人想得太美好。

我始終沒敢問藍寶醫師，若他知道救回來的是這樣一個傢伙，會不會為了那些被犧牲的睡眠時間感到不值和哀悼？

---

1. Frontal lobe（額葉）是掌控人的脾氣、個性的區域。有些人在撞到額葉後，個性會改變。

他往自己心上插了一把刀

沒想到我們對病人的日常公式化詢問，
居然成了讓孤單的他活下去的力量。

每當家族團聚的節日要到時，我總會想起拿刀往自己心臟捅下去的阿源。

他被送來急診是除夕的三天前，那時我是心臟外科的總醫師，在外傷區值班。街上洋溢著年節的歡慶，喜氣紅紙貼得到處都是，商店不停播送新年祝賀歌，但外傷區的氣氛就像寒流來時一樣冷，潔白牆面搭著恆溫空調，蕭索淒涼。

黝黑膚色、深刻皺紋，年約五十歲的阿源到院時，心口插了一把刀子。做完檢查之後，發現刀子雖然插進了心口，但幸好還沒完全刺入心臟。可是因為有一定的深度，因此外傷科醫師還是請我們心臟外科進刀房，幫阿源拔刀子。幸好他到醫院的時候，人還清醒，所有的同意書都可以自己簽。

更幸運的是刀子只有插到心臟表面，手術很順利地完成。

//

阿源住進加護病房，不過很快地便清醒並拔管。

見復元進程順利，我們想著就要除夕了，得趕快讓他轉到普通病房，畢竟誰喜歡在加護病房裡過新年呢？

正準備告知這個好消息，他卻先開口了，有些難為情地說：「醫生，如果過年時，加護病房不缺床，可以讓我留在這裡嗎？」

「為什麼啊？」我滿頭霧水地問。就算還不能出院，一般不是比較想要待在普通病房，更自在，也較能好好過年嗎？

阿源小聲地說：「因為我覺得加護病房裡的大家，無論是你、還是護理師們，都好關心我喔！已經好久沒有人這樣關心我了……」

他頓了頓，接著彷彿鼓起勇氣說出口：

「其實那天會想自殺，是因為我覺得好孤獨。

「要過年了，每個人都有家可以回，都要回家團聚。可是我沒有家人，也沒有什麼要好的朋友。沒有人會關心我、在意我，沒有人在乎我過得好不好。我覺得好孤單，不知道活著幹麼。

「可是在這裡，你們常常來看我，關心我吃得好不好、有沒有哪裡不舒服，讓我覺得活著真好。我很怕轉出去到其他的病房，又沒有人關心我了，之前那些念頭又回來找我。

「醫生，對不起，我知道這樣子不對……可是如果你們沒有缺床，過年的這幾天讓我待在這裡，好不好？」

聽著阿源殷切的期盼，和他講到最後漸漸哽咽的聲音，我真不知道該怎麼回應。

原來，對我們來說是闔家團圓的歡慶年節，對阿源來說卻是如此殘忍的節日。而我們日常對於病患飲食、生命徵象、身體狀況的公式化詢問，到他的耳裡，居然成了一股讓他願意活下來的力量。

大概是看出我的躊躇，阿源的聲音大了些，著急地向我保證：「醫生，讓我留下來過這幾天就好。你們如果需要加護病房的病床，我馬上就轉去普通病房，好不好？醫生，我保證，我會遵守信用的！」

看著加護病房還有將近一半的空床，我點點頭。同時也照會了精神科醫師一起來幫助阿源。

//

大年初二那天，不知為何，原本空盪盪的加護病房一下子塞滿了病患。偏偏這時還有電話聯絡說有升主動脈剝離的病人要從屏東轉來！

「升主動脈剝離」是心臟外科的絕急刀，診斷後若情況允許，三十分鐘內就必須進刀房緊急處理。手術時間動輒十幾個小時，想到就令人痛苦不已，但如果不開刀，根據研究是手術每延遲一小時，病人的死亡率就增加百分之一。

也難怪屏東的急診醫師第二次打電話來時，近乎哀求地說：「拜託你們！你們真的沒辦法接這位病人嗎？我已經把屏東和高雄，甚至台南能開這個刀的醫院電話都打過一輪了，但不是正在開刀，就是沒有加護病房床位。只有你們說如果大家都不行，願意幫我挪挪看。你們真的是我最後的希望了！」

阿源的床位就在護理站對面，可能是聽見我不停打電話聯絡各加護病房協調空床，他對我招招手，支支吾吾地說：「醫生，是不是有很嚴重的病人需要加護病房？我覺得，我可以轉到普通病房去了。謝謝你們的照顧，雖然很捨不得你們，但我想我應該要把床位讓出來，給更需要的人。」

其實當下我心裡有個小小聲音在吶喊：「拜託你不要這麼好心啊，我沒有想要大過年的開這種刀！」但人命關天，我還是協調了床位，讓屏東的病人轉進來，然後認命地站著跟了十幾個小時的刀。

阿源轉出加護病房後，仍繼續回心臟外科和精神科的門診追蹤，但我沒再見過他。

後來再遇到阿源是他出院半年之後。

他開心地告訴我，就在那半年回診期間，他在候診時，常常遇到那個從屏東轉來的病人，偶然攀談下，兩人居然成了好朋友。這個新朋友還送了一隻狗給他，讓他的生活從此有了重心，不再覺得孤單。

我問阿源：「你的新朋友知道當初救他命的那張床位，是你讓出的嗎？」

他憨笑著搔搔頭，說：「不用跟他講這種事啦。況且那張床位本來就是我拗你們的。而且認識他之後，他都會關心我、開導我，我覺得自己不像以前那樣孤單，不會再做傻事了。我想，其實他也救了我。」

印象中，加護病房的阿源老是哭喪著臉，對比如今他的開朗笑顏，我想在冥冥之中，這也算是一種善的循環吧！

請讓他完整地回家

拿著斷肢細細地比對，
只願盡可能將傷者殘缺的肢體恢復得完整。

我還是住院醫師時，見過有人在醫院裡「起乩」。那種感覺真的很奇怪，明明就是講究科學的醫院，居然會看到民間信仰中神鬼相關的儀式。

每個月最後一個週五晚的下班後，我們外科住院醫師固定要開會，進行案例討論或是主治醫師的教學、政策宣導等。那晚開完會後，動作慢的我繞回加護病房補病歷，卻看到有群人圍成一圈跪在門口，每個人都痛哭著。一名男子站在他們中間，一面比劃著奇異的手勢，一面在口中念念有詞，明明聽他在說台語，腔調卻很奇怪——這副景象通常會在宮廟看到，稱為「起乩」。

但這裡是醫院欸！在醫院裡「起乩」？

我放輕腳步地繞過他們走進加護病房，納悶地問同事：「門口跪著的那群人是？」

護理師怡婷說：「就是整形外科訂床的第十二床的家屬啊！」

「是下午那個車禍被撞斷腿，要進去刀房接斷肢的病人嗎？刀不是應該還在開，家屬怎麼哭成那樣？」

「他剛進刀房就呼吸心跳停止，開始做CPR（心肺復甦術）了，根本沒機會接斷肢。好不容易急救回來，狀況還是不穩定，裝完葉克膜[2]後，就叫我們去接回來……」

怡婷嘆口氣，「家屬說他們剛剛問了神明，神明說這是他的命，叫他們不要強留，所

2. 葉克膜（Extracorporeal membrane oxygenation, ECMO），體外膜氧合，主要是利用幫浦將體內的血液引出，透過氧合器，將缺氧血轉換成需氧血，再輸入人體，暫時取代部分心臟或肺臟功能。

以值班的蘇醫師正在幫他撤除葉克膜。」

「呃，問神明？所以門口的那個人真是在起乩？」我知道這麼問有點荒謬，但實在忍不住好奇。

怡婷回答得倒很自然：「對啊，那個人也是家屬，他們說他是神明的乩身。原本其他家屬是不肯放手的，後來有人說，『不然問神明好了。』所以他就起乩了。唐唐，你要不要去幫蘇醫師的忙啊？蘇醫師撤完葉克膜之後，好像還要幫病人把腳縫回去。」

把腳縫回去？雖然心裡有些疑惑，但反正病歷不急著馬上整理，先去幫忙學長再說。

撤完葉克膜，學長跟我說：「唐唐，你等一下可以幫我一起把阿伯的腳縫回去嗎？他的家人很希望我們幫阿伯把腳縫回去，讓他可以完完整整地回家。」

我內心嘀咕著，外科住院醫師當第二年了，器官移植捐贈者的傷口我關過、接斷指的刀我跟過，但是替外傷性截肢的病危患者接斷肢，我還真的沒見過。

雖然覺得困惑，但既然學長已經答應家屬，我想這件事無論對阿伯或家屬都很重要，因此二話不說便答應幫忙。

從冰水裡取出的斷肢冰冷、蒼白，像是進醫院前練習縫合用的模具。

看著眼前這殘破的腳，我回憶起病人的女兒來加護病房辦入住手續時的神情，突然懂了為何家屬要求我們縫回阿伯的腳。當時她一臉的驚慌不解，不停地問我：「怎麼會這樣？怎麼會這樣？昨晚我還跟他去公園散步的啊！他最喜歡吃完晚餐去散步，他說不只能促進消化，也不會變胖。現在他腿斷了怎麼辦？醫生，他以後不能去散步了，怎麼辦？」我還天真地告訴她，只要腳接得回去，日後好好做復健，一樣可以去散步的……

怎麼才去開個會回來，連人都要沒了呢？

努力甩開女兒悲痛的臉龐，學長和我開始像拼拼圖一樣，拿著斷肢細細地比對，只願盡可能地將病人殘缺的肢體恢復得完整。

碎片的位置對好了，我們拿起針線，一人一邊地縫補著。兩人都靜默無語，一心想著該怎麼樣才能用所剩不多的皮膚，盡量將暴露在外的筋肉覆蓋起來。

可是皮膚缺損的面積實在太大了，任憑我們怎麼努力，也還是有偌大的缺口闔不上。到底怎麼辦才好？一方面擔心沒有固定骨頭的斷肢會晃動，另一方面又擔心家屬看見這麼大的傷口會難過。

思來想去，最後決定以固定板與繃帶將患肢包紮、固定住。儘管心知這不是最好的辦法，未能達成家屬的要求，只期望這樣做，多少能夠減少遺憾……

病人的女兒在丈夫攙扶下進來加護病房，身邊跟著她哭腫雙眼的兒女，葬儀社人員也在一旁。

在這最後一刻，他們要帶病人回家了。

女兒下午的問話還在我耳邊迴盪，此刻卻聽她聲聲句句地噎著氣哭喊：

「阿爸啊，這馬你的身軀攏好了，攏健康啊，你得要跟著我們走啊！」

「阿爸啊，你有聽到無，你身軀的甘苦攏無了，你得要跟緊啊⋯⋯」

忍不住鼻酸了，腦海浮現自己未能修復的那大片皮膚缺損，覺得好抱歉！

突然想起曾看過電影《父後七日》開頭那黑底白字：「這馬你的身軀攏總好了，無傷無痕，無病無煞，親像少年時欲去打拚⋯⋯」

我也忍不住隨著劇中師公低沉的嗓音默念著：「這馬你的身軀攏總好了，無傷無痕，無病無煞⋯⋯」

家屬們的聲聲哭喊逐漸遠去，消失在醫院的迴廊裡。

託夢

夢裡的他身上到處滲著水，
說孩子們這樣根本不是愛他，是在折磨他。

大學時念公費醫學系，學費是政府幫忙出的。作為回報，升上主治醫師後，必須到偏鄉的醫院服務幾年。

由於是中小型醫院，醫護人力不如醫學中心充足，所以我雖然專責照顧外科加護病房，但值班時也需要照管內科加護病房。不過畢竟只有值班會遇上，病人又是來來去去，通常我對內科患者沒什麼印象——除了龍哥，因為他實在住得太久了。六十多歲的龍哥身形很福氣，大約就是洪金寶再高一點、壯一點的樣子。他早年喪偶，一個人邊工作、邊辛苦地拉拔著六個孩子長大，如今他們也都各自成家立業。孩子們在會客時間來探望時，可以感覺得出這家人的家境雖然不寬裕，但是凝聚力很強，而這份凝聚力的中心點就是父親龍哥。

或許是早年辛勞時需要抽菸緩解情緒，龍哥有非常嚴重的慢性阻塞性肺病。這種疾病大多是由於長期抽菸破壞肺部，導致小支氣管、肺泡結構改變造成呼吸困難，或因為支氣管慢性發炎而產生分泌物（俗稱的「痰」）；不過這兩種情況也常常合併出現。病情嚴重時，需要插管使用呼吸器，甚至有致命的危險。

龍哥是在過年前的一個月左右被送急診，由於嚴重的慢性阻塞性肺病，一到院就直接被插管，住進加護病房。這是他第二次發病插管，因為在家撐了好幾天才來，所以到急診時的病情比上次更嚴重。

聽說上回拔管後，他曾經明確地對兒女們表達「不想再被插管」的意願。但這次發作時，還沒來得及向醫師表達拒絕插管，便因體內的二氧化碳濃度過高而昏厥，等他清醒時又是嘴裡插著管子，雙手被約束帶束在病床上。

一開始，龍哥超級生氣的！他不停地用被約束的雙手拚命拍打床，彷彿質問孩子們為什麼又不聽話，又讓醫師幫他插管急救。後來或許是隨著孩子們不停地解釋、對他的不捨，加上身體情況漸有改善，他總算慢慢釋懷，不再那麼生氣，偶爾還會對照顧他的護理同仁表達謝意。

終於等到了成功拔管的那一刻。拔管後的那幾天，龍哥的心情好得不得了，滿心期待著能轉出加護病房，甚至也許可以回家過年。

然而，就在將轉出加護病房的前一晚，病況急轉直下，不只氣管內管重新插回嘴裡，還因為敗血性休克需併用高劑量的升壓劑。情況好不容易有起色，又走回懸崖邊的鋼索上。面對這種狀況，家屬萬分不捨，不斷地拜託主治醫師歐大夫無論用什麼方法，都要把龍哥救回來。而口中咬著管子的龍哥，噙著淚不停地搖頭。

龍哥這次的狀況格外凶險，為了維持血壓，歐醫師只能拚命給點滴、調高升壓劑。點滴給到他整個人腫得像哆啦A夢一樣，四肢不停地滲出組織液，連手腳都需要包尿布，護理同仁一、兩個小時就得幫他換一次四肢的尿布，才能讓他保持乾爽。

許多升壓劑原本就是利用血管收縮加壓的原理來升高血壓，龍哥的情況太嚴重，所以用了好幾種升壓劑，並且劑量都用到最高，血管就被縮得小小的，血液不容易到達手腳末梢，導致組織缺氧壞死，連皮膚都變成黑紫色的。

到最後，他的腎臟也撐不住了。經過家屬同意，歐醫師為他插了洗腎管路洗腎。整個新年期間，龍哥就這樣身上插著一堆管路。兒女和他的姊姊一直鼓勵他：「你加油，醫生說你有進步。你好了，我們就可以回家過年了！」

但他聽了，只是不停地搖頭。

//

正月初八，在上次值班隔了六天後，我又輪值加護病房。交班時，赫然發現龍哥的名字不見了。我以為是病況改善，轉出到普通病房，欣喜地問護理師阿美：「你們家歐醫師這麼厲害！龍哥好了，可以轉到普通病房了喔？」

她神情複雜地看了我一眼，說：「哪有，是龍哥的家屬終於願意放手了。你都不知道最後那幾天，他有多慘……」

「咦？他的家人願意放手？怎麼可能！我初二值班時，他們超積極的，一直跟我說

『歐醫師說他會好的，我們對歐醫師有信心』。」

阿美把我拉到一旁，小聲地告訴我：「就是初六早上啊，龍哥的六個小孩突然跑來按門鈴，說要把他帶回家。」

「怎麼可能？我好說歹說地勸了好久，他們都堅持要繼續救欸！」

「對啊，所以前天見他們來，我們嚇一大跳，因為除了主治歐醫師說還有機會，其他醫師都像你一樣苦勸過他們，就讓爸爸好走……但他們都不答應。我問他們為什麼改變心意，還以為是你們醫師的勸說有效果了，結果完全無關。」

「那是為什麼？」我滿頭霧水。

阿美繼續說：「孩子們說初五的晚上，他們六個人都夢見了爸爸。聽說在夢裡，龍哥身上到處滲著水，全身溼答答的，很生氣地把六個兒女都臭罵一頓，說他們這樣根本就不是愛他，是在折磨他。

「早上醒來後，六個人打電話互相詢問，才發現大家夢到的情景竟然一樣。他們六人確認了彼此的意思，確定要帶爸爸回家，這時大哥接到姑姑打電話告訴他說，她也夢到他們爸爸！

「可是龍哥除了請姊姊放手之外，還講了一段話：『阿姊，讓孩子們放手是我的決定，請你不要怪他們。他們這樣做才是真的愛我。阿姊，如果你也疼惜我，就放手讓我走吧！』……」

阿美愈說愈哽咽，即使在加護病房見多了生離死別，一想到六個孩子哭著帶病危父親回家的景象，仍然忍不住鼻酸。

我滿臉驚愕地聽完這個令人費解的神祕故事。雖然知道對於「集體託夢」這件事，大家可能有不同見解，但我寧可相信在冥冥之中，這世界上有某種不可思議的力量值得我們信仰，以及謙卑地去相信。

從二〇一九年一月六號《病人自主權利法》實施後，我們可以趁自己還健康、清醒時，與家人或自己屬意的醫療委任代理人，一同與相關的醫師、護理師、社工開會諮商，討論萬一面臨生命末期、變成植物人或極重度失智、陷入不可逆的昏迷時，該怎麼選擇自己想要的醫療處置，包括要不要像龍哥一樣接受維生儀器的治療、要不要使用鼻胃管灌食等。如果這項法案早點實施，龍哥就不用這麼辛苦，身體那麼不舒服了，還得一個一個孩子去託夢。

在醫院遇到許多案例，也帶給我一個很重要的提醒：在做決定之前，真的要與家人好好地聊一聊。雖然生命是自己的，但回憶是屬於大家的，當走到了生命末期，別因為害怕或忌諱，而讓自己或所愛的人遭受不必要的痛苦。

最後的疼愛是手放開

第一下壓胸，
感覺到手掌底下的肋骨一根根迸裂。

一早剛進醫院，巧遇加護病房的護理師華華。她一見到我就說：「唐唐醫師，你記得阿鳳姨嗎？前幾天她在病房走了，你知道這件事嗎？」

我當然記得阿鳳姨，她是我曾經在加護病房顧了三個月的病人。那段期間，阿鳳姨的狀況極不穩定，好幾度病情轉惡化時，家屬都堅持要救到底，所以她身上總是插著許多生命之管。

但最後我們總算讓她穩定下來，轉到普通病房了呀！怎麼會走了？

我驚訝得瞪大眼睛，問：「怎麼可能？好不容易都好了，為什麼會死掉？她不是很穩定了嗎？」

//

阿鳳姨是因為嚴重肺炎住進加護病房的。在我接手前，她已經歷過一輪治療，還因呼吸衰竭而做了氣切（「氣管切開術」）。身上插滿管路的她，每個管路的入孔都滲出組織液。給她的抗生素全都只能用最後線的[3]。全盛時期是兩種抗生素加抗黴菌藥，再加上瀰漫性帶狀疱疹所需的抗病毒藥物針劑，粗估一天光抗生素的藥錢至少就要上萬元。

在我照顧的那三個月裡，她的病情反反覆覆，最嚴重的時候是意識昏迷、升壓劑反覆地上上下下調整，幾度危急到需要ＣＰＲ急救。

有一次又幫阿鳳姨進行ＣＰＲ。第一下壓胸，感覺到手掌底下的肋骨一根根迸裂，而接著的每一下壓胸都感受到整排肋骨在掌下浮動。急救結束，阿鳳姨恢復了生命徵象，她瘦骨嶙峋的前胸卻在我們的努力搶救下，出現大面積的破皮損傷。

我也知道這是必要之惡，因為心肺復甦術的要求就是每分鐘壓胸一百到一百二十下，每次壓胸的深度要五到六公分。但想像一下，光要把家裡的沙發或彈簧床墊一次壓下五公分，得花多大的力氣？何況我們壓的是含有肌肉和骨骼的胸口！

所以我們急救時，都是雙手打直，用盡全身的力量去壓。也因此在急救時，肋骨真的可能會斷掉，因為唯有如此，才有那一點點機會把病人從死神面前救回來。

但不像往常會為了急救成功而高興振奮，這次我很難過，腦海中浮現出的是「造孽」這個詞。

受病魔摧殘，臥床好幾個月，骨瘦如柴，雙頰深陷，連最基本的生活自理及飲食能力都沒有，一切都必須依賴別人，常常連意識也不清楚。現在胸口又多了新傷……把病人救回來，她卻連一點生活品質都沒有。「這樣真的是好的嗎？」我自問，但我又不得不這麼做。

3.抗生素有分第一線（前線）或後線。通常前線的抗生素是用來治療常見的細菌感染；後線的抗生素是治療對於前線抗生素已有抗藥性的細菌感染，相對來說價格也貴很多。

阿鳳姨的丈夫和孩子很關心她，一天兩次的加護病房會客從不缺席，醫師建議的自費項目，他們也是二話不說就簽下同意書。

即使在她狀況最差的時候，他們也從不放棄。甚至也有過在急救之後，不只意識還未恢復，還併發急性肝、腎衰竭，黃疸指數飆升，水分也排不出體外，全身浮腫發黃，連皮膚都滲水，已經認不出她原本的樣子，但家屬們仍然堅持要積極搶救。

為此，他們還在醫院開了家庭會議。

家庭會議那天，來了許多我在加護病房照顧阿鳳姨三個月期間，從來不曾看過的家屬。經過那天的會談才發現，儘管每天在會客時間，我都詳盡地向阿鳳姨的丈夫和孩子解釋病情，但他們似乎永遠只接收到一半的訊息——只有好的那一半。甚至講的明明是壞消息，但因為身為醫師的我無法百分百地說滿，他們便將那點保留當成一絲希望，自動轉化、放大成好消息。

對其他家屬告知病況時，也是報喜不報憂，因而所有人對於阿鳳姨的病情都抱持著不切實際的期待。

雖然傻眼，但我也明白這是人之常情，只能對著所有到場的家屬，認真地把病況從頭再細說一遍。並且告訴他們，就算這一回阿鳳姨能活下來，後續仍然必須面對種種辛苦的復健過程，甚至可能變成植物人，需要長期臥床。

家庭會議最後的共識仍是維持「積極搶救」。

不知道是否感受到家人的深切企盼，阿鳳姨真的再度從嚴重敗血症中脫離險境，並順利地恢復意識，完全清醒了！

身為她的主治醫師，我當然高興，卻也不禁感慨。最早照顧阿鳳姨的護理師說她入院時皮膚白皙、體態豐滿，很討喜的模樣；如今卻是雙頰枯瘦、膚色黑黃。也聽阿鳳姨聊過在生病前，喜歡到公園散步、和朋友去郊遊，還很愛做菜和吃美食。如今她卻下肢萎縮、無力，連要左右挪動都有困難，就連如何喝水、吞嚥也忘記了。

我曾經問阿鳳姨：「阿姨，如果之後狀況又變差，你還會想要接受急救，拚拚看能不能活下來嗎？」她奮力點頭表示「要」。我想起過去的許多病人，一時心情複雜，不知道該說什麼。

某天，阿鳳姨向我們借鏡子。這是她清醒以來，第一次看到鏡中的自己，之後卻突然陷入一種無緣無故哭泣、拒絕再經口進食的厭世狀態。

那時我曾經想問她：「看到自己現在的樣子，如果再有下一次，你還要我們使盡全力讓你活下來嗎？現在的樣子和生活真的是你想要的嗎？」可是如此殘忍的問題，我不敢問。

「聽說阿鳳姨又病危，可是家屬沒有再要求搶救，而是選擇讓她平靜地離開。」護理師華華的聲音把我從回憶中拉回。

是因為轉到普通病房後，有更多相處時間，所以家屬和阿鳳姨好好溝通過了嗎？還是因為需要親手照顧的時間變多了，所以他們知道阿鳳姨這樣活著有多辛苦？……來到這一關，要做出任何的決定都好難。

有位高中同學在面臨摯親無解的生死關頭時，問我：「面對患者明顯病重，生存機會渺茫，但家屬卻要求積極搶救、不願放手時，醫師到底在想什麼？」

聽到這問題的當下，我想到的是在偏鄉醫院服務時遇到的老人家們。他們是由安養院送醫的，安靜地躺在病床上，起伏不定地喘著，就像魚攤上的魚嘴般無力地掙扎開闔。

這些老人家們的兒女幾乎都在外地工作，所以選擇將他們託置於安養院。即使爸媽住院了，他們也往往難以頻繁出現，只能盡量抽空回來探望。一旦遇到緊急狀況，也只能透過電話聯絡。

當然，偶爾會遇到在急救前來不及聯絡到的家屬，或家屬無法決定要不要急救的情況。這種時候，就算明知對病人是無謂的折磨，我們也只能照著醫療常規進行急救。甚至遇過家屬連看都不願意來看，接起電話就在那頭說：「醫生，不管怎樣都麻煩你們盡力搶救，只要我爸能活著就好！」

但每次傳來一整排肋骨在手下斷裂的觸感、那依稀可聞的斷裂聲，對我來說都是一種愧疚和折磨。因為這本該是一位可以安詳離世的老人家，他本該平平靜靜、舒舒服服地離去，卻還要因為我，而在臨走前遭受如此痛苦、非人的折磨，只為了延長半小時、一小時、半天、一天……毫無意識的生命。醫學倫理教的「Do no harm」（不要對〔病〕人造成傷害），此時並不存在，因為死人不會告人，活人才會。

但聽著同學無助地啜泣，我選擇回答她：「每位病人對他家人的意義都是不一樣的。所以即使我們覺得機會渺茫，但如果家屬在經過我們溝通後，仍然決定積極搶救，我們還是會尊重家屬。」

浮現眼前的卻是阿鳳姨。我曾經懷疑自己那樣積極地救她，究竟是對還是錯。

在我心裡，其實是想送高中同學充滿深情的這句話：「最後的疼愛是手放開。」畢竟在我們的世界裡，要好聚好散，真的好難。

病人會自己選時間走

心跳只有每分鐘四十下的他，
為了妻小，努力地撐了兩個禮拜。

身為臨床醫師，總是不可避免地遇到有一天要送手頭上的病人回家。有時候，家屬會希望我們幫助延長病人的生命過某個時間，好讓他們能夠完備一些事情，以迎接病人最後的時刻到來。

還在見習、實習時，遇到這種狀況，常聽老師告訴家屬：「我們會盡力達成你們的希望和要求，但是病人什麼時候要走，是他自己決定的，有些時候可以拖很久，有些時候會很快就沒有了。所以如果病人離開的時間不如預期，也請你們諒解。」

一開始我只是有樣學樣地照著這麼說。直到當住院醫師第一年時，第一次到加護病房，遇到了阿原，我才發現原來老師說的「病人會自己選時間走」是真的。

//

三十多歲的阿原在工作時頭部受創，送醫急救。進到加護病房時，頭上包著紗布，身上插著眾多管路，昏迷指數只有最低的三分，是完全的昏迷，不只對語言指令沒反應，對疼痛刺激也完全沒有反應。

一個禮拜過去，他又因為遲發性顱內出血再開了第二次刀，卻還是一點清醒的跡象都沒有，心跳、血壓也都呈現中樞神經衰竭的情況。照常理推斷，應該很快會走。

阿原與越南籍太太阿雪結婚後，生下一個可愛的胖小子乖寶。每天中午的加護病房會客時間，阿雪總是抱著還沒滿一歲的乖寶來看他，臉上的眼淚像沒斷線的珍珠。偶爾阿原的心跳有些微異常波動，阿雪就像是得到上天的恩賜一樣，緊緊地抓著丈夫的手，激動地用帶著越南腔的國語問護理人員：「是不是阿原知道我們來了？是不是他要醒來了？」

看著阿原始終只有三分的昏迷指數，我們實在很難給出符合阿雪期待的答案，只能安慰她說：「阿雪，聽覺是人類最後喪失的知覺，或許阿原聽得到你說的話，你就多跟他說說話吧！」

她努力忍住眼淚，教著還在牙牙學語的乖寶喊「把拔」……

見阿原的病情每況愈下，差到心跳隨時可能會停，我告訴阿雪：「如果還有誰想來看阿原的，你趕快叫他們來，不然就來不及了。」

隔天中午，阿原的姊姊從台北趕來高雄。得知弟弟的狀況這麼糟糕時，她對我們說：「醫生，我能不能拜託你們，拜託再幫我們阿原撐過這兩個禮拜。兩個禮拜就好！」

看著螢幕上只剩 40 mmHg 的收縮壓和每分鐘只有四十下的心跳，我為難地說：「可是我們能用的升壓劑和強心劑都用了，劑量也都已經是最高，但阿原的血壓現在連正常人的一半都不到。不要說兩個禮拜了，以他目前的狀態來說，任何時候過世都有可能……」

姊姊抓住我的手，哽咽地說：「醫生，拜託你，我拜託你盡量幫幫我們。阿雪才剛嫁過來沒幾年，孩子還沒一歲，家裡都靠阿原在賺錢。我家裡的狀況也沒有多好，沒什麼辦法幫她。但只要再過兩個禮拜，再兩個禮拜！阿雪就能領阿原的補助。如果領得到，多少能幫幫他們母子往後的生活。但要是領不到……」她說得泣不成聲：「他們母子倆要怎麼辦哪！」

面對聲淚俱下的請託和手心傳來的溫暖，我實在很難說出拒絕的話，只好吶吶地回說：「姊姊，我真的沒辦法向你保證能讓阿原撐多久。不然這樣好了，我會盡量幫你們撐，但離開的時間就讓阿原自己決定，好嗎？」

人的意念，能讓一個收縮壓 40 mmHg、心跳只有每分鐘四十下的人活多久？

理論上，我們會預期這個病人快要死掉了，有時甚至叫來救護車，準備將病人載回家，讓他落葉歸根。但是阿原在這樣的心跳與血壓下，撐了足足兩個禮拜。

那天早上十點多，還沒到會客時間，阿原的姊姊卻按門鈴說要進加護病房來看他，我心想應該是補助申請過了。

果然，姊姊一拿到補助核可的文件就急忙趕來醫院。她俯在阿原耳邊，輕聲告訴弟弟：「原仔，阿雪申請到你的補助了。你看，我手上已經拿到公文了，你可以安心了。」

一整個早上，阿原就像過去那兩週，維持 40 mmHg 收縮壓、每分鐘四十下的心跳不變。但說也奇怪，就在中午會客時間，阿雪帶著乖寶來探望他之後，所有數字便緊接著直落到零……

姊姊和阿雪向我道謝，謝謝我讓阿原撐過這兩個禮拜。可是我想她們最該感謝的是躺在病床上，在我們都以為不可能的情況下，努力地撐了兩個禮拜的阿原。

後來，在對末期病人的家屬解釋病況時，我常想起阿原，會這麼告訴家屬：「病人什麼時候要走是他們自己決定的，也許很快，也許還要一段時間。「不過，在他走之前的這段時間裡，我們可以再想一想，有沒有什麼人是他想見但還沒來看他的，他是不是有什麼心願還沒完成，我們可以趁這段時間趕快幫他完成，讓他能夠安心地離開。」

該還的右手

神明說他酒駕撞死人，
現在亡者要來把手討回去……

暑假的夜晚，急診外傷區往往充斥著許多喝酒鬧事的年輕人，一言不合就拔刀相向的、爭風吃醋而近身肉搏的……讓整個診區吵到不行。如果外傷區突然安靜下來，肯定是有重大外傷的病患被送來，因為在急救的肅殺氣氛之下，再怎麼血氣方剛的孩子也不由得緊張地閉上嘴。

那晚也這樣嘈雜，住院醫師學弟小宇和我一同值班。午夜時分，我們接到兩個同時被送來的重大外傷患者阿先與阿涵，他們是同一場車禍的相對人。阿先不僅酒後騎車，還闖紅燈，結果在路口撞上剛下班的阿涵，兩人的右手都被撞斷。

阿涵被撞飛很遠，除了手斷掉，內臟也有嚴重損傷，即使我們努力搶救，還是無力可回天。而酒駕闖了大禍的阿先只有手斷了，我們為他做完緊急的出血控制之後，他便恢復生命徵象，接著被送進開刀房去接回斷手。

原本對我來說，那就是又一件令人唏噓的酒駕案例。

//

某天，小宇突然問我記不記得半年前一同處理的病人阿先。我有些納悶地問：「那麼久以前的病例，為什麼突然又提起？」

小宇神祕地說：「原來你不曉得啊。」

我被勾出好奇心，追問：「他的手後來不是接回來了？難道最近發生什麼狀況？」

小宇「哈」一聲，接著說：「原來你不知道啊！學姊，我跟你說，那個病人又回來住院了。他的家屬告訴我們一件超恐怖的事情，聽了真的很毛啊。」

他那標準講八卦的表情讓我差點笑出來。「好啦，你就別賣關子，快告訴我吧。」我笑著催促他。

「我也是前兩天去值加護病房時，才知道那位叫阿先的病人又住院了，這次的住院原因是手部的傷口感染。可是學姊，你不覺得很奇怪嗎？都出院半年了，怎麼會突然傷口感染，而且還嚴重到需要住加護病房。

「所以我問加護病房的護理師是怎麼回事，他們也覺得很納悶。倒是家屬對這件事自有一番解釋，只是聽了覺得很恐怖。」

講了半天還是沒重點。我以為他在故弄玄虛，快沒耐心了。大概是白眼翻得太明顯，小宇趕快接著講下去。

「家屬說阿先出院回家後，常常夢見被他撞死的那個人來找他要右手！而且晚上睡覺的時候，他那隻接回來的右手還伸向自己去掐脖子。超毛的！」

這是什麼恐怖的車禍鬼故事嗎？

雖然心裡也覺得毛毛的，但站在醫學的專業立場，我對小宇說：「說不定是阿先在潛意識裡對於自己酒駕撞死人，還害人家斷了右手、屍骨不全感到很慚愧，才會作這種夢和掐自己的脖子吧。這種時候，我們醫師要做的應該是叫他去看身心科啊！」身為主治醫師的我一方面安撫住院醫師學弟，一方面也讓自己安心。

「這我也明白啊，學姊。但我再告訴你這次他住院時發生的事，真的無法解釋。你聽完就懂我為什麼那麼疑神疑鬼了。」

阿先這次被送進加護病房後，因為極嚴重的敗血症而陷入昏迷。護理人員卻發現每天將近午夜時分，只要一到半年前車禍發生的那個時間點，阿先的右手就會自動舉起來去掐自己的脖子！力道之大，需要兩名護理人員抓住那隻手才壓得下來。最後他們不得已，只好把右手用約束帶約束起來。但只要時間一到，右手便開始拉扯約束帶，像要再舉起來一樣……

由於情況實在太詭異，護理師忍不住私底下問家屬要不要去拜拜。

家屬真的去了廟裡，但他們還沒開口，廟裡的人就請他們回去，表示連神明都說這件事沒辦法解決。

廟方表示，因為這不是阿先第一次酒駕，過去他也曾經把人撞傷，卻屢勸不改，加上這回甚至撞死人，這隻手本來就是他欠亡者的。現在亡者要來把手討回去，神明也沒有辦法幫他什麼。廟方交代家屬回家多念點經迴向給亡者，讓阿先日後少受點苦。

聽著學弟轉述，我想起另一個同是酒駕肇事的病人。他是酒駕慣犯，得知自己把人撞死了，釀成大禍，從急診出院之後，居然把自己灌得更醉，然後從五樓跳下去，幸運的是只有輕微腦出血與脾臟撕裂傷。然而他在酒醒之後，卻責怪我們醫護人員：「為什麼要救我？為什麼要讓我活下來？為什麼不讓我死了償命，一了百了就好？」

不管是阿先或他，與其在撞死人後懊悔自責，想要自殺抵命，甚至還勞煩家屬求神問卜、焚香念經……為何不在一開始就不要酒駕釀禍呢？

早知如此，何必當初？

//

半個月後又遇到小宇，我順口問他：「你上次說的那個會掐自己脖子的病人阿先，後來還好嗎？」

他一臉痛苦地說：「學姊，別提了。那個病人不久前死掉了，而且死得超慘的……他的敗血症太嚴重了，造成敗血性血栓在血裡到處亂竄，全身不是缺血、就是膿瘍，後來連腦部都出現膿瘍和壞死，皮膚也到處潰爛。我們只要假日值班就要幫他換藥，一換就得花一個多小時。

「可是學姊，你知道最可怕的是什麼嗎？」

小宇這麼問的時候，眼神真的滿布恐懼。我輕輕搖頭。

「最可怕的是他身上所有皮膚都爛掉了，只剩那隻重接回來的右手皮膚完完整整、乾乾淨淨，一點傷口也沒有，就好像那隻手不是他的一樣！天哪，學姊，你知道那個畫面有多可怕嗎？我現在想起來還是好毛喔！你看我的雞皮疙瘩都起來了！」

小宇手上的寒毛真的根根立正。想起神明說阿先重接回去的手是欠人家的，要還……即使在南台灣的炎熱夏夜裡，我的背上也是一片冰涼。

恐怖情人

望著她頸上被男友掐出的瘀痕，我只想對她大吼：

「你醒醒啊！快逃！」

週日早上急診交班後，一回頭卻看到原本空著的第一床有個高䠷的長髮女子側坐著，住院醫師學妹正在問診。我走過去，卻被她的模樣嚇一大跳。

她長得很美，氣質優雅，一看就知道家世良好且出身不俗。讓我驚嚇的是她左眼周的一輪黑青，以及頸上的手指掐痕。

她刻意側坐，是因為長髮才能掩蓋住臉上的傷，不會被人在第一時間發現。

我默默地離開，先不打擾她。

學妹回到護理站，說明問診的情形。那名女子名喚芊儀，半夜被男朋友用拳頭揍臉，還被掐脖子，有些頭暈、視力模糊，學妹想安排她做顏面骨的X光檢查、眼科檢查，並開些藥緩解不適。

居然是家暴?!到底是有什麼深仇大恨啊，怎麼會被打得這麼慘？我無奈地想著。

儘管台灣每年的關係家暴案多達十萬多件，平均每天就有三、四百件發生，我們在醫院每隔幾天就遇到一、兩件這類病例是稀鬆平常的事，但被打得這麼慘的，真的不常見。

//

顏面骨X光照完了，很幸運地沒有骨折。我準備去向芊儀說明時，警察到了。這有些不尋常，即使是家暴案件，警方也很少到急診室問筆錄，通常是請病患先赴醫院驗傷、開立診斷書，再去警局報案，怎麼這回居然親自現身急診室？

看到警察，芊儀突然一聲驚呼：「啊！警察先生，怎麼又是你？我以為我到遠一點的地方來看醫生，就不會是你們來了。」

警察看起來很無奈。「因為我們是照案發地點區分的啊。你的案發地點在我們轄區，所以還是我們要來。」

芊儀滿懷歉意地說：「警察先生，真的很對不起，我不是故意的。實在是麻煩你們太多次了，我不好意思再去自家附近的醫院，怕又要麻煩你們，所以才跑來遠一點的地方，沒想到更造成你們的困擾，對不起。」

警察嘆口氣。「說吧，這次他為什麼又打你？」

警方做完筆錄後，來到護理站找我，對我說：「醫生，這麼說或許有些突兀，不過你們都是女生，你可不可以跟她聊聊，勸勸她不要再和那個男的在一起？就我所知，這是她第五次被打，而且一次比一次更嚴重，近來甚至有威脅到生命的舉動。

「我們幫她申請了保護令，但每次只要男友道歉，她就又回到他身邊。再這樣下去，不曉得下回再看到她的時候，會變成什麼樣子。」

我嘆口氣，心想又是一個執迷不悟的傻女孩啊……

看在警察先生這麼暖心的分上，我決定去和她聊聊。

雖然芊儀被打得這麼慘，但只要提起男朋友，她便眼泛愛心，籠罩在粉紅色的戀愛氛圍中。

她說：「他對我真的很好。我的生日、我倆的紀念日，他都記得，而且都會送我花和禮物。他還每年帶我出去玩，從國內小旅行到國外旅遊，每趟旅程都花很多心思，安排很多特別節目。」

她的眼神中透著崇拜。

「他長得又高又帥，重點是他很聰明喔，很多我不會的事情，只要問他都能解決。他很會賺錢，也很捨得花在我身上。不只對我好，也對我的家人很好，就連我家的狗狗生病，他都毫不遲疑地半夜送去急診。

「我爸媽也很喜歡他，一直問我們哪時候要結婚。他們真的對他很滿意，覺得我年紀也不小了，如果不抓緊他，以後可能遇不到像他這麼好的人。」

看著她幾近痴迷的神情，我在心裡猛搖頭。

那個男人再怎麼好，都抵不過他製造出來的傷啊！

「他只有在工作壓力大、心情不好的時候，才會被小事激怒而打我，平常真的不是這樣的。我想這一定不是他的本意……不然他不會每次打完我後，都哭著向我道歉。如果他是故意的，怎麼還會這樣做呢？」芊儀愈說，頭愈低。「而且有時候……真的是我自己不好，明明知道他在忙，還為了小事去煩他。我想以後當他忙的時候，我不去吵他，他就不會生氣打我了。」

聽著她訴說，再看向她頸上的掐痕，我只想抓住她的肩膀用力搖晃，對她大吼：「你醒醒啊！快逃！」

但芊儀沉浸在甜蜜回憶裡的幸福表情讓我實在很難說出口，只能吶吶地回應：「這次男友傷得你這麼重，還掐你脖子，他應該很生氣吧？臉傷成這樣，你應該也不敢回家……要不要先去朋友家住幾天呢？或是我拜託社工看能不能幫你找暫時居住的地方，你也剛好利用這段時間想一想還要不要繼續這段感情。」

芊儀靜默半晌後，悲涼地苦笑著問：「醫生，你也覺得我應該離開他對不對？我試過了，真的試過，可是我離不開。而且為了他，我跟最好的朋友吵架，已經很久都沒往來了。離開他，我不知道自己還能去哪裡……」

芊儀的話讓我無言以對。有些事情如果不是當事人想通了，旁人再怎麼說都沒有用。

曾經遇過另一個遭男友暴力對待的患者楚楚。楚楚身邊的人都支持她分手，她也下定決心要離開那段關係，只是擔心家人、朋友會受牽連而被她男友施暴，所以不敢一下子決絕地離開。在社工與心理師協助下，她小心翼翼地進行分手，最後總算順利地全身而退。

身旁有支柱都如此艱難，遑論家人一心期待兩人能修成正果的芊儀。少了身邊的支持力量，要離開談何容易。

更重要的是，從芊儀的表情和言語，完全感受不到她要離開男朋友的決心，反倒聽出她對這段感情的依戀。我想以後應該還會在急診看到她吧……

不，或許再也不會在我們醫院見到她。畢竟面對我這樣一個勸離不勸和的醫師，她怎麼會願意再來呢？

只希望下次看到她的名字時，不是在新聞的社會版。

石頭心

一個人的心居然堅硬至此，
他竟眼睜睜地看著朋友死去！

如果朋友快死了，而你是唯一一個能救他的人，條件是你要說出一件可能會讓你去坐牢的事——你會怎麼做？

老實說，我不知道自己面臨這道難題會怎麼辦。小龍卻是毫不遲疑地做了選擇……

下午三點多，急診室的無線電[4]傳出：「大順九一[5]到達現場。愛你Motel員工表示多名客人從三樓跳窗，在泳池裡轉圈圈，請加派人員到現場。」

外傷區的我們聽到「多名客人從三樓跳窗」，直覺情況不妙，因為從三樓跳下屬於重大外傷的危險機轉。「愛你Motel」就在附近，若真有重大外傷病患，十之八九會送來我們醫院。可是，「在泳池裡轉圈圈」是哪招？那些跳樓的人到底發生了什麼事？

我們納悶地猜測著各種可能性，隨後又說服彼此：算了，如果病人真的很嚴重，無線電等等就會喊了，也不急著自尋煩惱。

此時無線電又傳出：「大順九一呼叫指揮中心。現場患者年約十八歲，三樓跌落，目前意識清楚，但血壓只有八十，懷疑內出血，已打上ＩＶ（靜脈輸液），約五分鐘後到院，麻煩通知醫院準備急救。」

我們立刻切換成兩倍速動作，把所有急救設備全都準備好。果然在五分鐘後聽見救護車停在急診室門口，接著有兩張擔架床被急匆匆地推進來——等等！無線電告知的重大外傷患者明明只有一個人，擔架床怎麼有兩張？而且兩個病人的情況看來都不太妙。我一個人怎麼處理兩個?!

眼見態勢不對，我對護理人員說：「快去叫老蘇學長來！」

聽說同時送來兩名重大外傷病患，個性溫和的老蘇學長衝過來時著急地大喊：「現在狀況是什麼？病患狀況怎樣？」

簡略地向他回報狀況後，我請他負責懷疑有內出血的那名病人。我則負責眼前這個全身溼淋淋、明顯不會動的大男孩，一邊確認他的傷勢，一邊連珠炮似的問送他來的EMT（緊急救護技術員）6：「怎麼回事？不是說只有一個內出血的重大外傷病人？

4.這是台灣緊急醫療應變系統聯絡用的無線電。緊急應變中心、消防局救災救護指揮中心、消防分隊、救護車與各家責任醫院，都以該無線電頻道作為聯絡，因此值班醫護能聽見出勤分隊回報給指揮中心的狀況。

5.此為救護車編號。消防隊的車輛皆以下列命名方式區分：前面兩個字是分隊名稱；其後的第一個數字表示車子種類（如救護車是「9」開頭，水箱車是「1」開頭）；第二個數字通常代表第幾輛車（如「大順九一」就是大順分隊的第一輛救護車）。

6.EMT（緊急救護技術員）負責緊急醫療救護，在台灣通常執行到院前的醫療救護工作。依訓練時間與可執行之醫療救護技術不同，可分為EMT-1、EMT-2及EMT-P。其中EMT-P為最高層級的救護技術員，在到院前可執行氣管內管插管、給藥等較進階的醫療行為。由於台灣的到院前救護主要由消防人員執行，所以絕大部分的消防人員擁有EMT-2等級（可進行靜脈注射、給予病人喉頭面罩置入等醫療處置）以上的證照。

為什麼一下來了兩個？而且為什麼沒有通報我們這個昏迷了，這是什麼情況?!」

或許是被我急促的吼叫嚇到，其中一人戰戰兢兢地說：「報告醫師，我們是在游泳池發現這個病人的。他一直在裡面轉圈圈地游，身上還卡了好些碎玻璃，應該是從樓上撞破玻璃窗跳下來的。我們把他從泳池拉上來時還會動，他是到醫院門口才不動的。」

「病人昏迷指數只有三分。抽全套血。備Endo（氣管內管），我要幫病人插管。」我先對著護理師下完醫囑，轉頭又大聲問ＥＭＴ：「所以他有跟你們說過話嗎？」

「沒、沒有！」大概是我散發出的肅殺之氣太濃烈，他們答話居然結巴。

我嘆口氣，對ＥＭＴ說：「算了，你們走吧。」

幫大男孩插管並確認生命徵象都穩定後，便趕快讓已意識不清的他先去做腦部電腦斷層。從三樓跌下、意識不清，電腦斷層應該會看到顱內出血吧。

趁著空檔去關心老蘇學長處理的患者，他說：「沒事，只有脾臟出血，剛剛給了點滴，血壓就好些了。我已經叫血回來輸，等等放射科準備好，會讓他去做血管栓塞止血。倒是你那個病人，還好嗎？」

我說：「可能不太好，昏迷指數才三分。身上除了一堆玻璃割傷的地方外，沒有明顯出血，意識狀態不好應該是腦出血造成的。」

這時幾名警察走進外傷區，問：「請問剛剛愛你Motel的傷患是送來這裡嗎？我們想了解情況怎樣，能不能做筆錄？」

「剛剛送來的兩位都是重傷病患，還在急救中，可能不適合讓你們做筆錄。但你們可以告訴我們現場的狀況嗎？」我問。

警察嘆口氣。「現場一堆年輕人在motel開趴，我們在房裡找到疑似毒品的粉末。他們應該是太嗨了，才會從三樓衝破窗戶跳下去，剛好掉進底下的游泳池裡。」

「才下午三點就開趴，這些孩子到底在想什麼啊！」老蘇學長搖搖頭。

學長的話才說完沒多久，我處理的大男孩做完電腦斷層回來了，但他身上的生理監視器卻「噹噹」大響，我們轉頭一看，只見他的心跳超過每分鐘一百九十下，收縮壓也飆高到190 mmHg，人還不停在抽搐！

老蘇學長大喊：「快！病人癲癇發作了，Anxicam先打一支！」

Anxicam（安心平注射液）主要是鎮靜類用藥，也可以用於抗癲癇，由於注射後很短的時間內便會開始起作用，所以我們會在癲癇急性發作時施打。

但大男孩的心跳與血壓在藥物注射進去後，一點改善都沒有。這完全不合理！正常來說心跳這麼快，血壓不太會高成這樣，更何況打了安心平之後，有變化也是血壓下降才對，為什麼他的血壓還這麼高？難不成他是顱內出血很嚴重或是腦很腫而導致腦壓上升，所以血壓也跟著上升了嗎？可是這樣的話，理論上他的心跳要下降才對啊！

我連忙點開電腦看他的電腦斷層影像，但完全看不到顱內出血，腦也不腫。所以他到底為什麼會癲癇，心跳和血壓又為什麼都那麼高？難道真如警察說的，他們在motel裡用了什麼「藥」？

看來只能去問那個清醒的病患了。

//

他叫小龍。我俯身靠在他的病床邊，小聲地對他說：「小龍，你能不能告訴我，剛剛在motel有沒有人用了什麼藥？跟你一起送來的病人現在狀況很危急，我們研判應該是有用了什麼藥的關係。你要是知道，可不可以告訴我？」

原本仰望著天花板的小龍閉起眼睛，頭轉往另一側，以行動給了回答。

隔壁大男孩的生理監視器聲聲催促著，那是心跳飆破每分鐘一百九十下的警示音，也是在提醒著他所剩時間不多的催命符：心跳每分鐘一百九十下、收縮壓190

mmHg，加上用了三種鎮靜劑還是持續癲癇，沒有病人能在這種狀態下撐多久的。

我壓抑著焦急與憤怒，繼續柔聲相勸：「不然這樣好了，跟你一起送來的人就躺在你旁邊。你應該認識他吧？你們剛剛還一起在 motel 裡啊！可以跟我說他的名字嗎？他現在狀況很緊急，我們需要趕快聯絡他的家屬。」

「不認識！」清晰而倔強的三個字，襯著的是大男孩生理監視器不停發出的警示音。

怎麼可能不認識呢?!

兩人被送進來時，小龍雖然因脾臟破裂大量失血而休克，但他的視線始終盯在隔壁床的男孩身上，焦急地看向他。如果不認識，怎麼會有這樣的眼神？

我試著再問一次：「好，不認識沒關係。那你能不能告訴我，他可能有用什麼藥？我保證不會跟警察說。他的狀況真的很緊急，我需要知道他剛剛用了什麼藥才能救他，拜託你了！」

或許是被我問得煩了，小龍大吼：「不知道！不知道！不知道！」

老蘇學長突然大喊：「病人ＶＴ（心室頻脈），摸不到脈搏，開始ＣＰＲ，準備電擊！」

顧不得還沒問出結果，我轉身幫忙急救。

最後，大男孩還是沒有被救回來。

看著他被玻璃割得皮開肉綻的腳，我對老蘇學長說：「學長，現場還有其他病人，你去處理這些病人吧。這男孩腳底的傷口我來縫，縫完後再讓他去往生室。不然萬一等等找到他的家人，他們趕來醫院卻只見到一具冰冷的遺體，已經夠難過了……再看到孩子身上的這些傷沒處理，會心疼死的。」

老蘇學長說：「唐唐，都四點了，你的午餐應該還沒吃吧？你不去吃嗎？」

我看了大男孩一眼。他的身體將開始逐漸變冷，不知道家人是否來得及在他完全失去溫度之前來看他。

「沒關係，反正都這個時間了，吃不吃沒差。他交給我吧！你去忙。」我說。

老蘇學長離開了。我拿著縫線，一針一針地修補著大男孩身上的傷口。

再次見到小龍，是三天後我值班去加護病房查房時。

剛進加護病房，負責照顧小龍的護理師雙雙就把我拉到一旁，問：「唐唐，小龍那天送急診時，你在場對不對？那天是不是有發生什麼事？」

「為什麼這麼問？」

「小龍這幾天晚上一直作噩夢，反覆喊著：『你不要來找我，不是我故意不救你的！要怪就怪你自己吃這麼多！』」雙雙壓低音量，繼續說：「昨天中午會客時，我聽到他叫媽媽去廟裡幫他作法，要讓『阿紀』別再來找他。聽起來，他媽媽應該也認識這個阿紀。」

「阿紀？」我問。雙雙點點頭。

阿紀、阿紀、阿紀，總覺得在哪裡聽過……等等！那天和小龍一起被送來、後來死亡的大男孩，家屬來幫他辦出院時不就說姓「紀」嗎？

這麼說，小龍從頭到尾都知道他是誰，也知道他吃了什麼！為什麼要裝作不認識？為什麼不願意承認？為什麼不告訴我們真相？

突如其來的衝擊讓我一時快站不穩，雙雙接著說：「而且我們有人聽到，小龍的媽媽稱讚他『做得很好、做得很對』。還說如果有警察來問話，他只要回答『不知道』就好，剩下的她會請律師處理。這是不是很詭異？」

我還在思索背後的脈絡時，雙雙話鋒一轉。

「還有，他根本是媽寶啊！這麼大個人了，住在加護病房裡，居然吵著晚上要媽媽來陪他睡覺，最誇張的是他連吃飯都要媽媽餵，你說是不是超扯的？」

望進小龍的病室，有位衣著華貴的中年婦女在病床旁，笑盈盈地端著湯碗，一勺一勺地餵雙手完全沒受傷的小龍喝湯。

我的心中有股憤怒湧現。真恨不得打翻那碗湯在小龍臉上，大聲質問他：為什麼那天不說真話？為什麼就那樣看著自己的朋友死去？再想到媽媽告訴小龍的話——原來就是這樣的教育，所以小龍才那麼做嗎？

原來人心居然可以堅硬至此？

原來李宗盛的〈凡人歌〉唱的「道義放兩旁，把利字擺中間」，都是真的？

是嗎？

是嗎？

是嗎？

二、急診室裡的搖籃曲

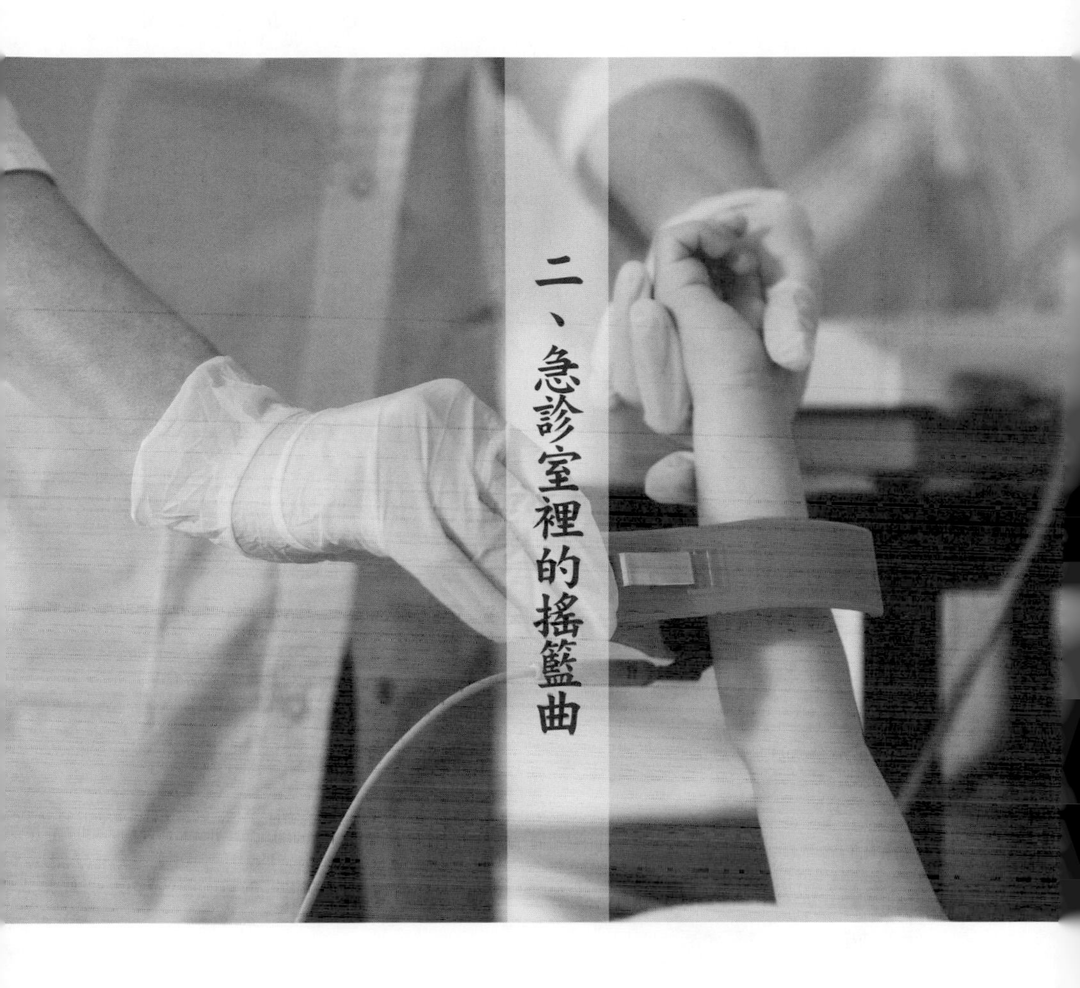

三歲孩子的腦，竟萎縮得像八十歲老人

他的身子比貓還輕，
他的腦子，是遭到虐待的腦。

晚上七點五十分……

坐在急診外傷護理站的我，滿意地看著病患名單上只剩下兩個病人的名字，準備十分鐘後八點一到，交接班完，就要背著背包愉快地走出醫院大門，直奔鹹酥雞攤！畢竟忙了一天，有什麼比鹹酥雞更療癒人心呢？

晚上七點五十五分……

檢傷護理師衝進外傷區大喊：「唐唐！社會局社工帶來一個兒虐的孩子，已經昏迷了，你要放急救區還是外傷區？」

「先放急救區！順便幫我找小兒急診的醫師一起過去。請急救區把超音波準備好。」

我從椅子上彈起來，抓起防護裝備，急急走向急救區。

//

我們從社工手中接過孩子，放在床上。

這個全身癱軟的孩子比我家的貓還輕。他不會哭也不會笑，更不會從我們這群陌生人手中掙脫，只剩下微弱的呼吸還證明他活著。身上斑斑點點，青、紫、黃的瘀痕心機深重地藏在手臂內側、衣服底下、小腿內側，無聲控訴著他曾經遭受過的傷害。

原本也準備交班的小兒科李醫師一見到這孩子的樣子，立刻呼喊：「準備插管！」一次失敗、兩次失敗，他臉上的汗一直流下來。他說：「不行，這孩子太瘦了！解剖構造看起來不對勁，我插不進去。請接班的吳醫師來幫忙！」

吳醫師迅速趕到，接過李醫師手上的喉頭鏡準備插管，但才試一次，經驗豐富的他就說：「這不行。找麻醉科來，先扣 ambu[7] 給氧。」

麻醉科的小雯接到我們的求救電話，立即帶著全副裝備趕來，但連她用影像輔助喉頭鏡都失敗！

怎麼會這麼難插管？到底怎麼了？

小雯說：「不行，這孩子要用的尺寸跟以正常年紀算出來的不同，而且他實在太瘦了，整個結構都不太對。快去科內拿另一種的下來！」

麻醉科護理師立刻拔腿跑上樓，沒一會兒，他氣喘吁吁地拿來另一種氣管內管，再次歷經奮戰後，小雯終於把氣管內管插上。

她呼了一口大氣，說：「學姊，這孩子怎麼會瘦成這樣？我剛超擔心要是再插不上，你就得幫他做急氣切了！」

插上氣管內管後，我們趕緊讓孩子去做腦部電腦斷層。趁這空檔，我走到急救室外，向帶他來的社工詢問狀況。

那是個看起來不到三十歲的男孩子，他緊張地問：「弟弟還好嗎？他怎麼了？」

「他不好。體重依他目前的年齡來說太輕了。昏迷指數是最低的三分，他來的時候就只有三分，剛剛還困難插管。而且他身上有不少舊傷。你們是怎麼發現他的？」我問。

社工緊張地說：「他們家一直是我們收案的高風險家庭，我們都會定期去訪視。這兩天，他的父母說弟弟一直哭鬧不休，他們沒辦法繼續養他，要求我們去把弟弟帶走。我們今天去了才發現弟弟怪怪的，都不會說話，很愛睏的樣子。路上，弟弟突然癲癇發作，我們就趕快把他送過來。」

我問：「那你們去訪視時，有注意到他最近有變瘦的情況嗎？」

「有，所以我有詢問他的飲食狀況，他的爸媽說他得了腸胃炎，過陣子就好了。」

我再問：「那身上的那些傷痕，你有注意到嗎？」

「有。我也有問他的爸媽，他們說那是他跌倒，不小心受傷的。」

我嘆口氣，對社工說：「那孩子的傷都在手臂內側、小腿後側和衣服底下，這些都不是跌倒容易受傷的地方啊！」

7.袋瓣罩甦醒球（BVM, Bag-Valve-Mask），可以用來強迫給氧，給予病人呼吸。Ambu是其廠牌名稱，因為太有名了，所以大家會用來代稱。

社工一聽，彷彿飄來一朵烏雲籠罩在頭上，他的嘴唇開始抽搐，手也開始發抖，淚水迅速積滿眼睛，只差沒落下來而已。

//

回到護理站看那孩子的電腦斷層結果。原以為會看到腦出血，看片的第一眼卻不禁失聲驚呼：「怎麼會這樣？這三歲孩子的腦，怎麼會萎縮得像八十歲的老人？」

一向冷靜的吳醫師難掩哀傷地說：「這是兒童受虐待或疏忽照顧的腦。這些孩子的腦容量比正常孩子小，而且甚至有萎縮的情形，長大之後，也可能有物質濫用或者是精神方面的疾病。不過當務之急，還是先讓這孩子去加護病房吧！」

我想著要去找社工說明電腦斷層結果，走到外面，卻看見坐在候診椅上的他雙手抱著頭，背影一抽一抽的。

那瞬間，彷彿看到一顆懊悔、自責的心在每個抽動間都破碎一次。是不是他的心，也需要進加護病房？

被隱藏的珍珠

只因為不符合他們的期待，
就把親生的孩子逼成這樣嗎？

那個女孩是被朋友送來的。

即使臉色蒼白，她卻依然美得像明星，有登上時尚雜誌的潛力。令人不捨的是那垂落床側的手臂上，縱縱橫橫幾十道刀傷，有的是早已癒合成疤的舊傷，有些兀自淌著鮮血，滴滴答答。

不知她喝了多少酒，嘴裡含含糊糊地嘟囔著，聽起來像繞口令：「如果我不是你們要的我，你們還會要我嗎？……」

我問送她來醫院的男孩發生了什麼事。

「我也不知道。」他搖搖頭，說：「我只是接到她打電話來，好像喝醉了，在電話裡重複說著一句話，就是她現在講的這句：『如果我不是你們要的我，你們還會要我嗎？』我直覺情況不對，但又不確定她人在哪裡，就先趕去她的住處。結果門沒鎖，一打開門就看到散落一地的酒瓶，還有血！她倒在地上，我來不及打一一九，扶著她搭上計程車就直接來醫院。幸好有計程車大哥願意載我們。」

男孩約莫二十歲上下。難為他沒有當場嚇傻或落荒而逃，還記得送女孩來急診。問他們是什麼關係，他緊張地說：「我只是她的直屬學長，認識沒多久。學校還沒開學，她提前租了房子住進來，但在這裡還沒認識幾個人，可能是這樣才打給我。」

看來是問不出什麼了，我也就不為難他，告訴他：「你做得很好，辛苦你了。現在她的情況穩定下來了，她父母等一下就會過來。你如果還有事，可以先離開沒關係。」

根據男孩填寫的有限基本資料，這個緊閉雙眸的女孩叫嫋嫋。我輕輕搖醒她，對她

說：「姵姵，我是外傷科醫師。可以告訴我，你今天發生了什麼事嗎？」

她睜開眼看著我，點點頭，斷斷續續地說：「我……喝了……酒……心情不好，割自己的手……」

「之前有這樣過嗎？」

「有。醫生，我真的……不是故意的。我很糟糕對不對？我知道這樣不會死掉，可是我真的很難過，我不知道該怎麼辦……」女孩說著抽噎起來，明顯是酒還沒醒，又悲從中來的樣子。看她哭成這樣，讓我好不捨。

只是不知怎麼地，總覺得這個女孩愈看愈眼熟，卻想不起在哪裡見過。

我安撫她說：「我們等一下先幫你縫傷口。等縫完，你清醒一點時，我們找身心科醫師來跟你談談，好嗎？」

她柔順地點點頭，又陷入昏睡。

我耐著性子幫她縫手上那長達十幾公分的傷口，有些是劃在舊疤痕上，連入針都困難，不知道之前到底被縫過幾次了？

在處理傷口的過程中，除了聽她偶爾重複嘟囔著那句「如果我不是你們要的我，你們還會要我嗎？」，就是哭著向我道歉：「醫生，對不起，我是垃圾，我是沒用的人。

給您添麻煩了，對不起！」「醫生對不起，我知道我這樣是浪費醫療資源，可是我真的沒辦法控制自己。」

還不到二十年的人生哪，這女孩到底遭受了什麼，讓她把自己看得那麼不堪？

縫完傷口之後，護理人員通知我：「唐唐，嫋嫋的爸媽在護理站，他們想了解女兒的情況。」

順著她手指著的方向看去，我終於明白為什麼覺得嫋嫋眼熟，因為她爸媽是我的遠房堂叔與堂嬸！

雖然不常見面，但我記得堂叔與堂嬸都在大學教書，聽說他們家的兩個孩子前兩年從醫學系畢業，都進了大醫院當醫師。常聽親戚提到他們一家子是家族的驕傲，加上長得特別好看，所以我印象特別深刻。

但我記得他們只有兩個小孩，而且兄妹倆我都見過啊！

嫋嫋怎麼會是他們的女兒？

堂叔和堂嬸也認出了我，臉上滿是尷尬。

我硬著頭皮上前打招呼：「阿宏叔叔、嬸嬸好。請問你們和嫋嫋的關係是？」

記憶中親切溫和的堂嬸只簡短地回答：「父母。她還好嗎？」

「還好。傷口剛剛處理完了。等她酒醒，我會請身心科醫師跟她談一談。」

堂叔突然連珠炮似的開口說：「談什麼談？她就是命太好了，過得太爽，人在福中不知福加上抗壓性太差，才會搞成這樣。我對她的要求已經降低很多，沒像對她哥哥姊姊那麼高了。當初考高中只要她給我上第二志願而已，結果連考都考不上，還浪費錢去念私立的。現在大學又考成這樣。書沒念好，還學人家喝酒、逃家，也不知道是不是跟人家上過床了。到底還要不要臉啊？奇怪，同一個父母生的，她怎麼就不能像哥哥姊姊一樣，淨會給人找麻煩！」

一向有紳士風度的堂叔竟然在我面前如此不客氣地數落女兒，我瞪大了眼睛，感覺像有隻惡鬼占據了他的軀體，透過他的嘴一張一合地說出這些惡毒的話語。

更讓我擔心的是他愈說愈大聲，內容愈來愈不堪，會不會吵醒嫋嫋？要是嫋嫋聽見這些，會很難過吧。

突然好不想讓他們去看嫋嫋。可是不行，他們畢竟是嫋嫋的父母，我沒有權利阻止。

我小心翼翼地問：「你們要看看嫋嫋嗎？」

堂叔斷然回應：「看什麼看！還不就是那個死樣子，有什麼好看的。」

堂嬸倒是輕輕地「嗯」了一聲，我示意嬸嬸跟著我走到嫋嫋的床邊。

她的雙眼依然緊閉，只是臉上多了明顯的水痕，我想剛剛叔叔講的話，她都聽見了吧。

堂嬸彎身對著嫋嫋，沒想到面對虛弱的女兒，她開口說的不是安慰、緊張或關心，而是語氣凌厲的責難。

「當初答應你離開家到外面住的條件，不就是你發誓不會再做這種事了嗎？既然答應了，為什麼還這樣？你不知道我最討厭你們說謊嗎？」

嫋嫋沒有出聲。

眼看情況不對，我急忙把堂嬸拉離病床，勸她：「嬸嬸，不然這樣好了，看起來嫋嫋還會再睡好一陣子，而且現在也晚了，不如你們先回家休息吧。今晚剛好是我值班，嫋嫋就交給我，我會照看她的。等明天早上她和身心科醫師會談完，看情況怎樣再說，好嗎？」

兩人起先並不同意，我好說歹說，他們終於答應先離開。

他們走了之後，嫋嫋又斷斷續續地哭著囈語：「如果我跟姊姊一樣會念書，你們是

不是就不會不要我了？」「我是不是很沒有用？」「我是沒有用的人……」

隔天早上我下班時，嫚嫚還沒睡醒。晚上我上班時，卻發現嫚嫚竟已出院！同事說早上嫚嫚醒來後，沒等身心科醫師來會談，她父親便強行辦理自動離院，把她帶走了。

//

從那時起，我再也沒有嫚嫚的消息，又不好意思直接去問堂叔他們。終於等到回老家祭祖時，我悄悄詢問家族的長孫——大堂哥。

一聽我問起嫚嫚，他匆匆拉著我走到角落，嚴厲地小聲對我說：「你怎麼知道嫚嫚的事？我以為我們這一輩只有我知道。你啊，不能在這種場合問這件事。」

聽我描述嫚嫚入院的情況，大堂哥嘆了口氣，說：「還是沒變啊。都這麼多年了，他們還是把面子看得比孩子的命重要。他們兩人書念這麼多，怎麼就想不通，哪有可能每個好的都生在他們家。何況嫚嫚以前也不過是成績差一點而已，再怎麼說也是他們親生的孩子啊。只因為不符合他們的期待，就要把她逼成這樣嗎？

「話說回來，你不要向其他長輩探聽娳娳的事，阿宏叔叔他們不讓人問的。我爸勸過他不要那樣對娳娳，結果他回去後打了娳娳一頓，說她是他們家的恥辱。後來大家怕害娳娳被打，就不敢再多問。阿宏叔叔他們對外也只說有兩個小孩。」

見我義憤填膺的樣子，堂哥連忙又說：「為了娳娳好，你也不要再插手這件事。你愈管，她愈慘。」

我怎麼能不管？那個女孩曾經在深夜裡無助地在我眼前哭泣，為了她的存在向我道歉。可是錯不在她啊！

我為自己的無能為力生悶氣，瞪著大堂哥看。他無奈地搖搖頭，指指在親戚間開心炫耀自己一雙兒女成就的阿宏叔叔，一手放在唇上，示意我噤聲。

就在這一刻，我哀傷地發現「第三個孩子」娳娳的存在，原來是家族光鮮的榮耀之下，一個悲傷的祕密……

急診室的傳說病人

升上主治醫師的第一天，
他卻跳樓了。

娜娜氣沖沖地衝進外傷區，喘著大氣說：「氣死我了！把我們護理師當成什麼啊？你們借我抱怨一下，那個重症區第三床病人的爸媽真的太過分了！根本就是把護理師當成他們家的傭人使喚。我已經跟他們說了我在忙，稍後就會去協助他們幫病人換尿布，他們不但一直催，我在幫其他病人做處置的時候，甚至站在我身後盯著我！說如果不這樣盯著我，不知道我要拖多久才去幫他們兒子換尿布。拜託，換尿布本來就是家屬該自己做的事情，我們是去協助，而且我又不是故意不馬上去的！」

資深的護理師小月姊看了病人名單一眼，淡定地對娜娜說：「你不是第一個這樣被他們對待的人。那對父母很有名哪，只是有陣子沒來了，所以你之前沒遇過。就當作是幫幫蔡醫師吧。」

我問：「蔡醫師？病人的爸爸是醫師嗎？那他還這樣對醫護人員，豈不是更過分？」

小月姊嘆了口氣說：「不，蔡醫師是躺在床上的那位病人。他的爸媽都是老師。」

我和娜娜都嚇一跳。「那位病人以前是醫師？他怎麼會變成現在這樣全身癱瘓的？車禍嗎？」

「不，他是跳樓自殺的，被送來急診。」小月姊幽幽地說著，思緒彷彿被拉回事情發生那天，「那是十多年前的事了……」

//

八月一號，是所有總醫師轉換身分成為主治醫師的第一天。

那天晚上七點多，急診外傷區接到通報有高處墜樓的傷患要送來，事發地點就在醫院附近。我們快速地準備就緒，就等著病患送來。

但是當救護人員推著病人進來時，大家一看是蔡醫師，都愣了一下。

當天值班的周醫師先回過神來大吼：「傻著幹麼？病人是認識的人就不會救了嗎？」我們才紛紛從震驚中恢復，開始手上的工作。

氣氛異常凝重，比平常為重大外傷病患處理時都要沉重。所有人大氣都不敢喘，隱隱還有抽鼻子啜泣的聲音，只是平常這聲音是來自家屬，這回卻是來自身邊的同仁。

我一邊投入急救，一邊卻感到彷彿脫離現實。我心想：「怎麼會是蔡醫師？他那麼優秀，人又那麼好，是骨科的明日之星！前兩天大家還開玩笑說他升上骨科主治醫師的第一節門診，我們要去掛號，幫他衝業績。怎麼現在換成他當病人？」

感覺超級不真實，好像自己被分成兩半。一半停留在過去，和那個開朗又帥氣的蔡醫師開心聊著天；另一半來到現在，在急救眼前這個全身骨頭摔得像破布娃娃一樣碎的他。

那天來看重大外傷照會的骨科醫師一見傷者是自己的學長，也嚇一大跳，連忙通知他們科的楊主任。

我們為蔡醫師做檢查時，在他的褲子口袋發現一封要給楊主任的信。很奇怪，不是給他爸媽，反而是給楊主任。只是那封信沾到蔡醫師的血，也不知道還能看清楚多少。

楊主任那時再沒幾年就要退休了，常對大家說蔡醫師是他的得意門生、關門弟子。不少人也聽過蔡醫師說楊主任是他在醫學這條路上的榜樣。

不知道是不是蔡醫師刻意算好的，聯絡他的爸媽時，發現他們人在台中，要過兩、三個鐘頭才能趕回高雄。所以蔡醫師進開刀房做緊急手術的同意書是楊主任幫他簽的。

楊主任簽完手術同意書，在急診等蔡醫師送刀的時候，打開了那封沾血的信。聽說他讀信的時候，手一直在抖，不停地搖著頭說：「太傻了啊，太傻了啊……」

周醫師問信裡到底寫了什麼，楊主任把信遞給他。他看完之後，默默地把信還給楊主任，長嘆一口氣。

後來拗不過我們追問，周醫師才透露他從信中和楊主任那裡得知的情況。

原來蔡醫師本來不想從醫，他想念的是文學和藝術，可是爸媽不准。加上他夠聰明，成績也夠好，便從國中資優班、高中第一志願到醫學系，一路念上來。但他的人生也就這樣一路被父母掌握著，甚至連當初選骨科也是應他們的要求。幸運的是他在骨科遇到楊主任，培養出對這科的興趣，楊主任也願意栽培他。

就在他跳樓的幾個月前，主任提出送他到國外進修的計畫，可是他爸媽強力反對，因為他們原希望他考上專科執照之後，就自己到外面開診所，可以賺更多錢。可能是為了出國的事，也或許是為了要掙脫父母的枷鎖，一向溫和、聽話的蔡醫師史無前例地和爸媽大吵一架。他爸媽氣得去跟親友說他不孝順，翅膀硬了就不聽話，想往外飛。

後來蔡醫師還是屈服了。從那次吵架到他跳樓的那幾個月裡，他頻頻向爸媽道歉、求和，但他們就是不肯原諒他，罵他是沒有野心的浪蕩子，只想依附在主任和醫學中心的名號下安逸過生活，不想出去靠自己闖天地。

最後蔡醫師在得不到爸媽諒解，也不想再被他們指定好的道路綁死，可又割捨不下他們的情況下，選擇做出跳樓這個決定。

他在信裡寫著，他覺得跳樓這件事，唯一對不起的就是主任的栽培。

或許是蔡醫師的人緣太好，大家都捨不得他離開，在我們努力地搶救下，他活了下來。

可是活著的他，和以前不一樣了。

高位頸髓受傷讓他四肢癱瘓，註定一輩子都必須依靠呼吸器。他醒來後看到我們這些同事，什麼表情都沒有，眼神淡漠得就像不認識我們一樣。只有在看到爸媽的時候，眼神出現波動，但那不是愛，也不是抱歉或難過什麼的，我覺得那是一種奇異的光芒，像是混合了「恨」和「終於贏了」的眼神。

都已經十多年了，中間歷經好幾次生死關頭，可他爸媽從來都不肯放手，每次危急送來醫院時都堅持救到底，就算要壓胸、電擊也一樣。我真不懂他爸媽要兒子經歷這些、像現在這樣活著，到底是愛，還是對他的懲罰？

這幾年，我注意到蔡醫師的眼神從當初的恨，到現在變得死魚似的呆滯、木然。有時我甚至懷疑他的靈魂還在這個軀殼裡嗎？這樣的日子，真的是他想要的嗎？最後，到底有誰贏了呢？

//

小月姊說到這裡，吸了吸鼻子，接著看著娜娜。「我也覺得蔡醫師的爸媽很可惡。蔡醫師剛出事的那段時間，他們甚至跑去楊主任的門診鬧，要楊主任為他們兒子跳樓的事負責。一開始，主任好好地向他們解釋，鬧到後來心灰意冷，索性提早辦了退休。但主任特別交代我們如果遇到蔡醫師再被送來院裡，還是要像他在的時候，把蔡醫師當成是他的ＶＩＰ一樣好好地照顧他。

「我以前也常被蔡醫師的爸媽氣到不行。但後來就想我做這些事是為了楊主任和蔡醫師，不是為了他們，心裡就好過些了。」

小月姊說著又不由得哽咽。

「當然，娜娜，你不認識楊主任和蔡醫師，會這樣生氣是理所當然的。但就當是學姊拜託你吧，氣歸氣，不過能幫上蔡醫師的，就盡量幫吧。就當是替我們這些當初把他救活的學長、學姊們贖罪吧。」

娜娜聽到這裡，似乎也熄了火。「可是小月姊，你會後悔把蔡醫師救回來嗎？如果再重來一次，你們真的會選擇不救他嗎？」

小月姊激動地回答：「怎麼可能不救！他不僅是同事，更是朋友。他那麼好的人，我們怎麼可能放手不救。只是知道了背後的事情，又看到他現在的樣子，實在讓人難過又不捨啊。他是那麼好的一個人哪，他值得更好的日子，不被別人的期待綁住的日子……」

我在一旁沉默地聽著，只覺得滿滿的哀傷。

為了父母的期待而活著的孩子；為了逃離父母的期待而傷害自己的孩子；為了父母的期待而無法死去的孩子；為了救活自己的同事而感到愧疚的醫護人員……到底什麼才算是悲慘呢？

每一個孩子都渴望被好好接住

他不怕從五樓跳下，
卻擔心地問我：「開刀會麻醉嗎？」

「唐唐，有 major trauma（重大外傷），快來！」專科護理師[8]阿芬學姊在電話中急促地說。

我快步走往急診外傷區，大聲地問：「什麼狀況？」

胖虎學長無奈地說：「又跳了一個。這個從五樓跳下來，雙腳開放性骨折，骨盆骨折，脾臟也有出血，剛來的時候血壓只有四、五十。護理師已經幫他打上點滴，現在好一些了。唐唐，你能幫忙打中央靜脈導管和暫時接手後續的急救嗎？我去聯絡放射科、骨科和一般外科。」

「好！」我開始著裝，準備接手，同時心裡嘀咕著：這什麼日子啊？今天已經跳第二個了！該不會是這陣子媒體連續報導多位名校學生自殺的模仿效應出來了吧！

//

這孩子約莫高中年紀，面容像娃娃般精緻。明明身上有這麼多地方骨折，應該很痛吧，但他臉上的表情卻平靜得像沒事一樣，睜大眼睛看著我們的動作。

8. 護理師在工作兩到三年後，可以選擇接受訓練，通過專科護理師國考，取得專科護理師執照。其主要是協助醫師執行臨床照護工作、指導護理人員執行臨床護理業務、提供病患及家屬疾病的相關衛教，是醫師、病人與護理端之間，非常重要的溝通橋梁。

是什麼原因讓他選擇從五樓跳下呢？要跳下去之前，從那麼高的樓上往下看，他會不會怕？如果會怕，那是有多麼難受，才讓他仍然選擇縱身一跳？……

想到這裡，我的心不禁揪了一下，軟著聲調說：「弟弟，你現在血壓太低了，我要幫你在肩膀這邊打一支比較大的針，才能幫你輸血和打點滴。這會比較痛，但是我會幫你打局部麻藥，你忍耐一下喔。還有，我要做什麼事之前都會跟你說的，你不要怕。」

他雖然依舊面無表情，但微微點了點頭。

我開始迅速動作，不一會兒放好了跟他說的那支「大針」中央靜脈導管。護理師們趕緊接上快速輸血加溫系統，好不容易才讓收縮壓維持在 90 mmHg 左右。放射科打電話來告知已準備好，於是弟弟被緊急送去做栓塞止血。我這才有時間慢慢走回護理站，看他的X光影像。

雖然肉眼一掃便知他的小腿骨與腳骨都斷得很慘，因為連白花花的骨頭都直接外露了，但看到X光影像時，我還是忍不住倒抽一口氣。這雙腿也碎得太慘了！小腿斷了好幾截，腳骨也碎到連要拼出足弓的形狀都有困難……這，還能拼得回來嗎？

去做血管栓塞前的血壓勉強算穩定，萬一腳真的保不住，是不是直接截肢好了？至少這樣命還能保住。不然為了把腳拼回來，在血壓不穩定的情況下救那雙腿，卻在過程中發生什麼事，就得不償失了。

我把我的憂慮與骨科醫師和胖虎學長討論。骨科總醫師沉吟了一會，說：「學姊，可是弟弟還那麼小，才高中就要截肢……」

一陣靜默後，胖虎學長嘆了口氣。「先等血管栓塞的處理結果出來再說好了。如果止得了血，後續再來想腳的事情吧！」

一個多小時後，弟弟被送回來，收縮壓是漂亮的 134 mmHg，心跳也恢復到正常的每分鐘一百下以下。原本死白的臉龐總算恢復了一絲血色，儘管唇色依然白得嚇人。放射科醫師說明，骨盆腔的動脈出血已經止住了，他們還一併檢視了脾臟出血的傷勢，沒有持續活動性的動脈出血。剩下的只能靠我們輸血，以及後續的加護病房照護。

看到那令人振奮的血壓，骨科學弟說：「學姊，我剛剛跟我們的主治醫師討論過，如果弟弟的生命徵象能穩定下來，我們就先開刀清創，順便做一些復位固定，這樣預後會比較好。我現在就去和家屬解釋，順便聯絡開刀房準備送刀。學姊，你能再幫我掃個超音波，看一下弟弟肚子裡的出血有沒有變多嗎？」

真是太好了！

我推著古老的巨無霸超音波機走到病床旁，柔聲向他說明：「弟弟，放射科醫師剛剛幫你把骨盆的出血止住了。等等要去開刀處理腳的問題囉。不過在開刀前，我要再幫你掃一次超音波，確定肚子裡的血沒有變多。」他閉著眼睛，僅輕輕點頭。

快速地做完創傷重點超音波評估後，我微笑著說：「弟弟，肚子裡的血沒有變多，等一下就可以比較放心讓你去開刀囉！」

見他仍然閉著眼沒出聲，我不再打擾他，轉身準備離開，突然感覺衣角被輕微拉扯。弟弟聲音細微，虛弱地說：「醫生，我可以問你一個問題嗎？」

「好喔。你想問什麼？」我轉身面向他，稍微俯身想更聽清楚他說的話。

「那個，開刀會痲醉嗎？」他怯生生地問。

聽到這個可愛的問題，我不禁笑了。「會呀！我們沒有那麼殘忍啦，等等開刀一定會幫你痲醉。所以你等一下好好睡覺就行囉！」

那個瞬間，我看見他蒼白的唇角悄悄勾起，漾出燦爛的微笑，像是綻放在雪地裡的一朵火花，豔豔地暖了我的心。

我想我們這些大人為他奔走衝刺的努力，他是看得出來的吧？就像國中時的我曾經被老師牢牢地接住一樣。

直到現在，那些年午休時間諮商室的暖暖陽光，仍是我最深的依戀。

國中時，成績還不差的我得到不少老師們的喜愛，但我說話直白坦率、不擅交際，惹得從小一起長大的同學厭憎，私下帶頭集體排擠我。我很痛苦，但同學的所作所為不能帶回家講，因為那年家中遭逢變故，爸媽已經夠煩亂，我不能再讓他們擔心；家裡的事情，我也不敢讓班導或科任老師們知道，擔心在學生家境優渥的這所學校裡被貼上標籤。祕密、擔憂和情緒塞滿心口，讓我幾度拿起美工刀想在自己身上宣洩。不知道是從哪裡發現我的不對勁，溫柔的輔導老師笑容可掬地對我說：「如果你不喜歡睡午覺，午休的時候，要不要來輔導中心幫我做些事呢？」

「這個輔導老師好像是可以信賴的吧？」去了幾次之後，我在心底問自己。後來不只在午休時間，自習時間我也去找老師會談。大部分的時候，老師總是聽我說著，引導我去思考，並且將我倆之間的祕密鎖在午後的諮商室裡。有時她就只是陪伴抱著娃娃的我安靜地坐著，任陽光流淌在身上，即使是如此簡單的陪伴，也足以接住我惶惶不安的心。

弟弟為什麼會跳樓呢？在那之前，有沒有什麼徵兆？有沒有人像我的輔導老師一樣，接住過他呢？

家庭關係、人際關係、情感問題、課業問題、校園霸凌、網路霸凌……有時孩子害怕、擔心，卻不知道該如何表達自己的憂慮或煩惱。曾在一位兒少精神科醫師寫的書《我們的孩子在呼救》裡讀到，許多孩子的渴望，其實往往說不出口，因此他們只能用大人所不能理解的行為舉動、情緒變化來告訴我們，他們受傷了。孩子其實渴望被理解、被接住，如果我們能發現、並且接納，就能幫助他們更有力量好好地長大。

就像這位弟弟，跳樓重傷成這樣仍一貫地淡漠、面無表情。可是我在做每一個程序之前都向他解釋，安撫他的不安。當他看到我們整個醫療團隊為了想辦法保留他的腿而努力時，他也願意敞開心房，對我們露出微笑。

//

再見到弟弟是他出院好幾個月以後，爸媽陪他來回診時，我們在醫院的廊道上偶遇。他已經能自己拄著枴杖走路，只是清秀的臉龐仍難掩憂愁。

我問他：「這段時間好嗎？」

他微微綻開笑容，小聲地說：「還好。醫生你看，我已經可以自己走路，不用靠輪椅了。我的醫生說再多練習，也許以後連枴杖都可以不用。」

我們聊了很多，雖然他總是小小聲、有些膽怯地說話，但聽得出他的話語裡，對未來有了一點點興奮和一些些期待。

以前他覺得自己只會惹大人生氣，讓他們感到困擾，但其實是因為有許多害怕和擔心說不出，又不曉得該如何處理這些憂慮或煩惱。爸媽沒有察覺他的異常，彼此溝通不良，在相處上帶給他很大的壓力。

可是現在不同了。出院後，從前非常排斥他看身心科的爸媽，現在會陪著他一起到身心科回診。以前他們總說是他想太多，要求他自己調整心態、矯正想法。不過在與醫師溝通後，也願意接受讓他先以藥物控制，視情況再慢慢調整。

他曾經很討厭上學，對未來沒有想法，但現在反而想回學校把書念完，好好畢業，考上大學。

雖然腳不方便，沒辦法走得像以前一樣快，也沒辦法一次走得很遠。但他說，現在他可以依照自己的步伐走，有時停下來休息。他知道爸媽會陪在身邊等他。

目送著弟弟和爸媽遠去的背影，我想接下來的故事會是這樣的——雖然未來的路可能還很長，也可能會有些崎嶇出現，但在家人和醫療團隊的陪伴下，弟弟會慢慢地愈來愈好，愈來愈好。

急診室裡的搖籃曲

六十幾歲的阿伯對著快四十歲的女兒唱搖籃曲，
那是充滿著愛的神情。

阿靜是從鄉下的小醫院轉送來醫學中心的。輪到我值班時，她正在動手術，所以交班給我的主治醫師先點開她剛到急診時的照片給我看。我一看忍不住作嘔，連忙叫他把頁面關起來。

急性精神症狀發作的阿靜拿湯匙剜了自己的雙眼，但沒剜乾淨，還有殘存的眼球組織留在兩個血窟窿裡。那照片看起來簡直可以媲美恐怖片！聽說來看照會的眼科醫師打開她的眼罩檢視過後匆匆闔上，離開急診前眉頭深鎖，問了廁所在哪個方向，便手摀著胸口，低著頭快步朝廁所走去。

//

外頭下著大雨，深夜的急診病人比小夜班時少了許多。急診室的冷氣加上雨水的寒氣，讓正在補病歷的我昏昏欲睡。

難得安靜的外傷區，剛手術完，麻醉藥力還沒完全退的阿靜突然「啊！啊！」大吼不停。為了怕吵到其他病人，我趕緊把他們挪至留觀區。

陪在阿靜病床邊的是她父親，六、七十歲，黝黑矮小但結實的身材透露著常年勞動的痕跡。他看來疲累不已，但焦急地不住安撫著女兒：「阿靜，現在很晚了，其他人都在休息。你剛開完刀，也好好休息一下好不好？不要再叫了好不好？」

老父親諄諄善誘地不斷勸說，但回應他的只有阿靜不停地低吼。

「啪啪！」

突然兩下清脆的巴掌聲把我從病歷地獄拉回現實。循聲看往阿靜病床的方向，阿靜的爸爸用手摀住她的嘴，壓抑地對她回吼：「好好跟你說，叫你安靜你不安靜，一定要動手才行。講都講不聽！你為什麼要這樣？跟你說這裡有很多病人在休息，要你小聲一點，你為什麼都不聽？」

我趕忙走過去緩頰。

「阿伯，沒關係，你就讓她叫吧，反正現在人不多，不會吵到什麼人。可以打的藥才剛剛打過，可能還沒發揮作用，我們再等等看。我知道你很努力了，可是她剛把自己的眼睛挖出來，突然間什麼都看不到，一定也很慌張又害怕，所以才會這樣亂吼亂叫。現在很晚了，不然你也先休息一下好了。」

阿伯一個勁地向我鞠躬道歉。其實他什麼都不用說，老實憨厚的臉龐已堆著滿滿的歉意。

也許是藥物發揮效用，或者阿靜也累了，她的嘶吼聲漸漸微弱，取而代之的是小小聲、像是歌曲般的低沉聲音斷斷續續地傳來。

搜尋歌聲的方向，看見阿靜的爸爸靠在床緣欄杆上，左手輕輕撫著女兒前額垂下的頭髮，一下又一下地往上撥，右手放在她胸口輕拍，像是小時候在打雷的夜裡，媽媽哄我睡覺那樣。

我停下動作，仔細聽著阿伯的歌聲，那是好熟悉的搖籃曲：「嬰仔嬰嬰睏，一暝大一寸；嬰仔嬰嬰惜，一暝大一尺，痛子像黃金，晟子消責任，養到恁嫁娶，我才會放心……」

聽六十幾歲的阿伯對著快四十歲的女兒唱這首歌，心裡莫名地酸了起來。阿伯溫柔的神情，讓我不合時宜地想到那個浪漫傳說——女兒是爸爸前世的情人。

那是充滿著愛的神情。

阿伯注意到我在看他，對我點了下頭，接著再度來向我鄭重地鞠躬道歉，並跟我說起阿靜的故事。

//

阿靜念國中時從朋友那裡染上毒癮，從此踏上吸毒的不歸路。長年吸毒讓她債台高築，阿伯賣掉了一大部分祖傳田地幫她還債。

但阿靜戒不了毒癮，為了買毒品，她出賣身體來換取金錢，結果懷了一個父不詳的男孩小彥。孩子生下來之後，她便交給爸爸撫養，自己則一次又一次地在能供給毒品的不同男人身邊與監獄進出，沒再回過老家。

直到兩、三年前，她吸毒吸到有精神症狀出現，變得不安、多疑，常覺得有人要害她，甚至出現幻覺。那些所謂的男朋友覺得她是個大麻煩，不再理睬她，走投無路之下，她只好回老家找爸爸依靠。

事隔十幾年，當年生下的孩子小彥已經上了國中。從小靠阿公撫養的小彥，從外公口中問不出媽媽的情況，卻從鄰居口中斷續聽見不少閒言閒語，因為身世被霸凌的情況更從來沒少過。

小彥對外公非常孝順，也很懂事，下課時會去田裡幫忙。但是對於這個突然蹦出來的母親，肯叫聲「媽」已是最低限度。

半年前，阿靜因為精神症狀發作而亂打人，被送去住院治療。偏偏這時候，之前她買毒欠了債的地下錢莊直接殺到老家來要錢，她的父親只能將所剩不多的薄田賣掉還債，自己僅留下最後一小塊地維生。小彥氣得從此連聲媽都不願意叫，對她視而不見。

或許是受到兒子的態度影響，阿靜出院後，像是下定決心要戒毒。她不再搭理之前的朋友，還因為擔心自己的意志力不堅，要求與爸爸寸步不離，每天跟著爸爸下田工作，也按時吃身心科的藥，小彥對她的態度才好了一些。

一切彷彿都在往好的方向走。

這天下午，阿伯要去鄰近的村莊辦事，原本寸步不離的阿靜卻反常地說自己累了，想在家休息。因著她近來的情況不錯，阿伯沒想太多，反鎖上門便出門。

誰知道一回家，迎來的竟是滿屋子的血跡，阿靜的眼睛變成兩個血窟窿，滿屋子亂吼亂竄。他趕緊打電話給一一九。

//

阿伯回想起當時的景象，餘悸猶存地說：「我趁救護車來之前把家裡稍微整理過，也把桌上的白粉處理掉了。幸好小彥去補習還沒回家。不然他看到家裡變成這個樣子，還有毒品，大概一輩子都不會原諒他媽媽。

「唉！攏是我不好，我不該放她自己一個人在家裡的。若是我把她帶出門，她就不會這樣了……」

看著老人家懊悔的神情，我實在很想抓住他的肩膀用力搖晃他，告訴他：「阿伯，你醒醒啊！你女兒都這麼大了，她該為自己的行為負責。你不可能照顧她一輩子啊！」但是腦中浮現他剛剛唱搖籃曲的樣子……我想不管女兒到了幾歲，在他心裡始終是上國中前，那個乖巧聽話的孩子吧。

我只輕聲嘆口氣，說：「阿伯，這不是你的問題。你也不知道自己才離開一下，阿靜就會做這種事啊。這不是你的錯。

「現在刀開完了，阿靜也在休息，之後她還會有很多需要你照顧的地方。你忙了一天，應該也累了，去休息吧，阿伯。」

阿伯難過地說：「她這馬變成這樣，我攏毋知之後要怎麼辦。她只要拖累我就好，不要連小彥都拖累下去……」

一時之間，我竟不知道該怎麼回答。因為我明白接下來照顧阿靜一定比她失明前更加困難，只靠阿伯一個人是做不來的。而且除非阿靜比他早離世，否則日後照顧的重擔一定會落到小彥身上。

我無力地說：「阿伯，以後的事情，以後再想吧。至少你今晚要好好睡一下。這樣好了，現在急診人不多，如果你不介意睡病床，就躺在阿靜旁邊這張休息吧。不過不要跟別人說喔，因為照規定是不能給家屬躺的。」

阿伯連連擺手，說：「按呢毋好，按呢毋好。我坐在她旁邊睡就好。醫生，你忙你忙，不要再擔心我了。」

他坐回阿靜的床旁邊，手支著病床欄杆打盹，偶爾見他醒來，手握拳敲打著背，又再次入睡。我想那是他長年勞動和被生活積壓的後遺症吧。

終於補完了所有病歷，我抬頭看看阿伯的情況，他躺在女兒隔壁的病床上，蜷著身體睡了。我想儘管再不願給我們添麻煩，終究還是抵不過那一張能供他好好躺下休息的床吧。

在淒清的雨夜裡，這也是我們唯一能給他的了。

他心是壞的，全身器官一定也是壞的

做過多次病情解釋的我，
從未聽聞家屬拒絕器官捐贈的理由如此悲傷。

住院醫師第二年的時候，我被調到地區醫院的加護病房輪訓。雖然上面還有主治醫師在，但很多事情都是授權給我們這些住院醫師處理，包括會客時間的病情解釋。

一天中午，第七床傳來爭吵聲，原本還在第一床解釋病情的我只能加速向家屬說明完，趕過去了解狀況。

第七床的病人阿郎年約四十歲，因嚴重的頭部外傷送醫，儘管在入院當下便接受緊急開顱手術，情況依然很不樂觀。

正和護理人員爭吵的是阿郎的「兄弟」阿雄。阿雄覺得這間分院的規模太小，沒辦法提供充分照顧，所以想把阿郎轉到醫學中心去接受更好的治療。

雖然以阿郎的情況，就算轉到醫學中心也不會有太大的改善，但如果家屬想讓病人轉院，我們還是會幫忙聯繫與安排，問題就在阿雄只是朋友。阿郎的父親還在啊，手術同意書就是他簽的，所以單憑阿雄的要求，我們是無法辦理轉院的。

「阿雄大哥，我知道你是為了阿郎好才想讓他轉院。但礙於法規，我們還是要經過阿郎的爸爸同意，才有辦法讓他轉院。」我說明。

阿雄聽了，非常不開心地表示：「你不用跟我說那些，沒有用啦！護士小姐剛剛都跟我說過了。我跟你們講，阿郎從十六歲就離開家來跟著我混，和他家裡根本都沒聯絡了。要說家人，這十幾年來我才是他家人好不好？你們搞清楚狀況啊！」

我按捺著性子，繼續解釋：「話雖如此，但是礙於法令，我們還是不能未經過阿郎父親的同意，讓你把他轉院。」

「你不用跟我講法令。反正現在我才算是他的親人啦！他老爸不管他死活很久了，哪裡算他的親人啊，憑什麼讓他決定？我就是要讓我兄弟轉院！」

這種毫無交集的對話循環了幾回合，我們兩人的火氣都愈來愈上來。同事見衝突一觸即發，緊張地打電話向公關室主任討救兵。

這時，阿雄突然舉高手作勢要打我，還大罵：「×恁娘！你是都沒去探聽恁爸在道上的名聲，敢這樣跟恁爸講話?!我不管，恁爸今仔日就是要把人轉走！」

雖然我比他足足矮了一個頭，可也不是好惹的。我不但沒有被嚇倒，反而還往前站，惡狠狠地回瞪他，說：「我是不知道你在道上有多大尾啦，我也不需要知影！我甘哪知影這馬你是在阮病院，病院是我的地盤，阿郎是我的病人，所以我最大！我不能讓你把他轉走！」

阿雄愣了一下，手僵在空中，恐怕壓根沒想到會遇上敢和他對罵著喊地盤的女醫師。

愈來愈多人聚集過來，公關室主任也剛好趕到現場，或許是眼見情勢不利於自己，他憤恨地離開。

此後，阿雄再也沒有來看過他口中「親如家人」的兄弟。三天後又有人來探病，是打從阿郎動完手術後就沒出現過的父親，奇怪的是他始終只站在病室門口，遠遠地望著兒子的病床。

儘管感到不解，但我未多問，主動去向他解釋病情。

「阿伯，阿郎雖然開了刀，但現在的狀況還是很不樂觀。再繼續下去，很有可能會走向……腦死這條路。」

他嘆口氣，說：「其實我老早就說不要救了。那天接到醫院通知要緊急幫他做手術……孩子的媽身體不好，不方便出遠門，她哭著求我救兒子，否則我才不來簽什麼同意書。他這一生就是給我們添麻煩而已！」

「那阿伯，你知道阿雄這個人嗎？他說是阿郎的兄弟，原本一直想替他轉院，但依法是你們家屬簽名同意才行。我們拒絕之後，他就離開了。」我提起阿雄的事。

一聽我提起阿雄，阿郎爸滿臉憤恨地說：「兄弟……哼！阿郎打從國三時認識阿雄他們之後，書就不讀了，家裡的工作也不幫忙，老是嚷嚷著反正自己書念不好，家裡的工作又賺不了多少錢，還不如跟阿雄他們出去混，錢多事少又輕鬆。我打也打過，罵也罵過，講不聽就是講不聽。到最後他索性不回家，也不和家裡聯絡……」

他搖了搖頭。

「每次有阿郎的消息，都是警察打來的。為了他在外面那些事，我已經賣了好幾塊地，但他就是不肯回頭。我就不懂，他的哥哥姊姊都安安分分的，為什麼就他那麼讓人操心？」

阿郎爸頓了一下，問我：「那傢伙離開之後，還有來看過阿郎嗎？」

經他這麼一問，我才驚覺自從那天被我大吼回嗆過，阿雄就再也沒有出現，連叫個小弟來探望都沒有。我默默地搖搖頭。

阿郎爸又嘆口氣。「你看吧，道上哪來的真情義呢？阿郎可是跟了他快二十年啊！為了他，連家都不要了。結果呢？一沒有利用價值，人家就不要他了！」

//

儘管不斷念著兒子這輩子淨是給兩老惹麻煩，阿郎爸還是每天都大老遠地騎著老舊機車來醫院。偶爾，阿郎媽也會一起來。可是後來我們才知道阿郎爸是開著後照鏡已經斷一邊、冷氣也壞掉的老汽車載她來，連忙教他怎麼用手機拍照傳給太太看，不敢再讓兩位老人家為了看兒子，冒著危險開車來醫院。

隨著日子過去，阿郎爸總算願意走入病室，站在兒子的床旁邊。他低下頭直直盯著兒子的病容，那眼神看似有千言萬語。

然而，阿郎的身體狀況愈來愈不樂觀，有一件事，負責解釋病情的我必須盡早向家屬確認。

有天又在加護病房見到阿郎爸，我深呼吸一口氣，朝著他走過去。

「阿伯，有一件事想跟你說。」

阿郎爸不解地望著我，我有點遲疑，但還是繼續說：「就是，阿郎腦部的狀況愈來愈糟了，有可能很快會腦死……」我暫停一下，給他一些時間消化，接著再開口：「可是，阿郎身體其他器官的功能都是好的。不知道……你們有沒有考慮過，如果阿郎腦死的話，把他的器官捐出來，幫助其他人？」

阿郎爸總是沉默地聽著病情解釋，鮮少有情緒波動，一聽這個建議，卻激動地連連揮手說：「毋通，毋通。阿郎這個人活著的時候那麼壞，做了那麼多壞事。他心是壞的，全身器官一定也都是壞的、黑的！毋通捐出去害別人！」

明明在罵兒子，他卻哭了起來。

我的心揪在一起。在第一線做過多次病情解釋，聽過家屬拒絕器官捐贈是因為無法接受病人情況驟變，或是希望依習俗保留全屍，從未聽聞拒絕的理由如此悲傷。

若不是失望透頂，哪個父親會說自己的孩子心是黑的，連全身器官都是黑的？偏偏再怎麼樣都是自己的骨肉，無論如何也割捨不下，所以嘴裡嫌棄兒子心壞、器官壞、全身都壞，仍然每天頂著日晒或風雨，騎了好遠的路來看望。

後來我們繼續與阿郎爸溝通，說明阿郎之前做的事情和他的器官功能沒有關聯，如果他真的腦死，還是可以捐出器官給其他需要的患者，更不會影響受贈者的心地好壞。不過目前還有些時間，他們可以好好地想一想，再做決定。

三天後，兩位老人家一起出現在醫院。阿郎媽在旁哭著，說不了話，拉拉丈夫的衣袖。

阿郎爸看了妻子一眼，接著哽咽地告訴我們：「我和孩子的媽討論過了，這個逆子一輩子沒對社會做過什麼有貢獻的事，到了要死的這一刻，把他身體裡剩下能用的器官都捐出來幫助需要的人，也算是一件善事吧！」

不過說也奇怪，自從爸媽表明願意捐贈器官後，阿郎的病況居然驚人地好轉。最後甚至成功地拔管，準備要轉去普通病房。

離開加護病房那天，阿郎爸一見到我就說：「醫生，這孩子連生命要結束了，讓我們幫他決定做一件好事都不願意，就是要這樣苟延殘喘地活著。你看他的人有多壞，心有多黑。還好當初沒有捐成功，不然我們是害人哪！」

雖然嘴上這麼說，但掩藏不住開心的表情，看得出他大大地鬆了一口氣。

原本我的醫師魂發作，很想再次跟阿郎爸澄清這和心肝好壞一點關係也沒有，但看著他歡喜中透著安心的表情，讓我把話吞了回去。

也罷，儘管不合邏輯，但就讓他繼續這樣想吧。

只不過，一直希望兒子浪子回頭的阿郎爸媽，看到孩子以這種方式活下來，重回他們身邊，真的會開心嗎？

阿郎的哥哥和姊姊早就放話不再管弟弟的事。兩位老人家已經七十幾歲，都靠政府補助和微薄的兒女孝養金過活，阿郎媽的身體又不好，他們要怎麼照顧躺在床上、毫無意識的阿郎？翻身、拍背、洗澡、灌食，是誰要幫阿郎做？去住安養院嗎？車子壞成這樣都沒錢修了，他們怎麼支應安養院的費用？

況且若是照顧得好，像阿郎這樣的病人一活十幾年，我也是看過的。阿郎的爸媽能活得比兒子久嗎？能一直這樣照顧他嗎？

如果知道自己接下來要這樣照顧孩子一輩子，阿郎爸還會這麼開心嗎？還是寧可兒子腦死，把器官捐出去呢？

我不敢問阿郎爸。

對我來說，擁有這樣的預見能力太殘忍。只能希望他們未來一切都好，一切都好……

那些長不大的孩子

那是父母對特殊需求孩子，
割捨不下的心疼與付出。

小夜班的急診室又是滿坑滿谷的病人。交班給我的同事大娘特別指著某一床，說：「唐唐，那床的病人阿多是位年紀比較大的唐寶寶。跌倒後頭部撕裂傷來急診，因為沒有辦法配合做局部麻醉縫合，所以我跟家屬溝通過後，決定等大約凌晨一點他的禁食時間到了，再麻煩你幫他鎮靜麻醉後縫合。不好意思啊。」

我掃了病人名單一眼——這位病人不是年紀比較大而已吧，他比我還年長啊！再看一眼病床上的他，雖然看起來體型又高又壯，但似乎挺乖的，靜靜地躺在床上，沒有大吼大叫，也沒有亂扭動，感覺不像是沒辦法配合的病人。

真的沒辦法做局部麻醉縫合嗎？我心想。不過考量到眼前外傷區塞爆的情況，我決定把他的事情放一邊，先處理好其他病人再說。

一晃眼，兩個小時已過。十點鐘了。阿多依然乖巧地躺在床上，兩個眼睛骨碌碌地看著急診室發生的一切。一旁是他頭髮斑白的爸爸手支著床緣，累得打盹。

我不捨老人家這麼晚還為了這個小小的傷口，在急診煎熬，便輕聲喚醒他，說：「伯伯，我看阿多挺乖的啊，不亂吵，也不亂動，而且他額頭的傷口才一點五公分而已。不然我們試試看做局部麻醉，然後幫他縫起來好嗎？如果真的不行，我們再進行鎮靜麻醉。」伯伯看了阿多一眼，不知為何露出有些掙扎的表情。但想了一下，還是答應了我的提議。

我撕開阿多額頭上的紗布，沒想到才剛開始輕輕地消毒，他就奮力抗拒。趕來的男性護理人員和他爸爸一起進行壓制都沒有用，反而被他用力往後推，差點被他推倒在地上。醫護人員安撫徒勞無功，爸爸安撫他也沒有用，得到的回應全都是意義不明的「呀！呀！」一聲，以及他不間斷的掙扎。那瞬間，我彷彿看著阿多從鄉間耕田的溫馴老黃牛化身為狂暴的西班牙鬥牛，這才了解為什麼區區一點五公分傷口的縫合，大娘卻說必須做鎮靜麻醉。

阿多的父親原本一絲不苟的頭髮散亂狼狽，衣服被汗浸溼。我喊了暫停，對他說：「伯伯，對不起，看來我們沒辦法用局部麻醉幫阿多縫傷口。還是得等到一點鐘。」

「醫生，對不起，這不是你的問題。其實我本來就知道可能會這樣，只是我也想試試，看能不能早點回家……」

伯伯沒有生氣，反而滿懷歉意地這麼對我說，接著轉回頭，看著終於從狂亂中漸漸平靜下來的孩子。

//

一點鐘到了，為做了鎮靜麻醉的阿多縫合傷口才用了十分鐘不到，剩下的就是等他從麻醉中甦醒。

快兩點鐘時，來了位年紀比較輕的男子，看起來應該是阿多的弟弟。但怎麼他和父親說著說著卻吵起來呢？

年輕男子憤怒地說：「早就叫你把哥送去安養中心，講都講不聽。他根本聽不懂人話，你和媽又都有年紀了，身體也不是多好，要怎麼顧他？」

「畢竟是你哥哥啊！送去那些機構住，照顧他的不是親人，對他哪會有我們好。我不放心。」伯伯回說。

「那他這樣三天兩頭不聽話然後受傷，有比較好嗎？你和媽老是輪流陪他跑急診，像今天又搞到三更半夜，有比較好嗎？他倒爽快，麻醉完就可以睡得好，累的是我們欸！」

「沒關係啦，我沒關係。不然你先回家好了，我帶你哥搭計程車回家就好。你明天還要上班，趕快回家休息了。」伯伯像是習慣了一樣，沒被兒子的尖銳話語激怒，依舊溫吞地回答。

見父親不為所動地堅持，年輕人氣得拋下一句「隨便你！」，拂袖而去。

年輕人離開後，伯伯來護理站向我們道歉。

「醫生，抱歉啊，讓你們看笑話了。我家老二不是故意要這樣大聲的，他只是心疼我。從小我和我太太的大部分心力都放在阿多身上，他大概也有點不平衡吧。」他頓了一下，苦笑著說：「說到底，或許是我們虧欠了他啊。」

他話才剛說完，年輕人提著一個袋子走進來。伯伯看見，快步走回病床旁。

雖然依舊面色不善，講話依然粗聲粗氣，但他一樣一樣地拿出袋子裡的東西，向父親說明。「喏，這是御飯糰、麵包，還有你愛喝的木瓜牛奶。哥的奶茶我也買了。你昨晚都沒吃，等等先吃點東西。醫生不是說哥醒來後，要吃過東西沒吐才能回家？等等你把這些給他吃。我早上要上班，先回去睡。可是哥如果七點之前就醒了，你打給我，我來接你們。不然你們就搭計程車回去。」

說著，他從口袋掏出一卷鈔票塞進父親手裡，並且將哥哥蓋著的棉被拉攏，又絮叨了一陣才離開。

伯伯的眼眶盈滿淚水，不捨地目送著他。不知那是感動，還是愧疚……

//

在急診室看到的這一幕，是令我動容永生的記憶，但是對阿多和他的家人來說可能只是日常——那是父母對特殊需求孩子悉心照護，卻免不了仍磕磕碰碰的日常；是父母盡力想要對孩子們公平，卻仍免不了會偏移的日常；是兄弟姊妹對於未能得到相對應的關注，而發出怨懟的日常；那卻也是血濃於水，割捨不下的心疼與付出的日常。

可是這樣的日子太辛苦了啊！

在小兒外科見習時，老師曾經問過我們：「如果有一天，你在產檢時就知道腹中的胎兒有先天性異常，但這異常不至於致死，甚至可以動手術治療時，你還願意把寶寶生下來嗎？」

面對這個議題，同學們分成兩派：我們這一派認為既然懷了，就該好好地把孩子生下來；另一派認為與其生下來讓孩子承受異樣的眼光，以及後續種種的漫長治療，不如在腹中時就終止。最終，主張提前中止孕程者占了多數。

那時候，我認為同學們的決定未免太過殘忍，就這樣扼殺了一個小生命。然而，至今在醫療現場遇過許多特殊需求孩子的家庭，有時我覺得殘忍的是年少的自己——無論父母最終選擇的是將孩子留下，或終止妊娠，需要承擔後果的都是他們。倘若終止，伴隨的可能是不捨與傷心；留下來，伴隨的可能是漫長的治療與陪伴……無論哪一種決定都是父母依據自身能力、成長經驗等，深思熟慮之後的結果，沒有一個決定是能夠無差別地真正適合每對父母、每個孩子。

想想阿多，但願有一天，我們的社會不僅能夠理解、接納留下來的孩子，當他們的父母老去時，亦有足夠的能力承接、守護這些長不大的孩子。

願我們能。

氣切以外的選擇

「這孩子生的時候是我生，他走的時候，我也想陪他走。」

她說著，淚水潰堤。

每當遇到年輕的重大外傷患者，父母的不捨與悲傷往往令人心疼，不只心疼他們的心如刀割，也心疼病人為了維持生命所接受的種種治療。因為很多時候，真的就只能「維持」生命，而病人早已失去知覺，只剩一具躺在病床上的軀體。

遇到這樣的病況，同為外傷主治醫師的藍寶學長說過的那位加護病房的病人，常浮現我腦海……

//

高中生年紀的小傑被送進急診外傷區時，已經沒有呼吸和心跳。他的心口插了一把刀，只看得見刀柄。

值班醫師當機立斷地直接在急診室開胸，先將刀子從小傑的心臟拔出，快速地暫時補好心臟，讓他恢復呼吸和心跳。緊接著把他送進開刀房，由心臟外科醫師進行確切的修補。

當晚看到新聞，我們才知道原來小傑胸口的那把刀，竟只是因為一隻「拉拉熊」而起。劇情很老套：小傑和他的兄弟同時喜歡上一個女孩。三人一同出遊時，小傑見娃娃機裡有女孩喜歡的拉拉熊，抓了一隻想送女孩。但他的兄弟怎麼也抓不到，便要求小傑把那隻拉拉熊讓給他送給女孩。兩人一言不合打了起來，兄弟順手拿起身旁的水果刀，就這樣往小傑的心口插下去。

而家屬之心痛，也如此老套地令人悲傷……

傷者的母親趕來了，她萬般哀求醫師們務必要救救小傑，「他是我的心頭肉，我唯一的寶貝孩子啊……」

小傑被送進加護病房，藍寶學長是主治醫師。期間歷經敗血症、多重器官衰竭，幾度在鬼門關前徘徊，母親都要求藍寶醫師不計任何代價，全力搶救她的兒子。就算在過程中，小傑全身水腫、插滿管子，她也不願意放棄。

某次，小傑的病況再度陷入危急，一向散發著女強人氣場的母親突然在藍寶醫師的面前崩潰大哭。

「醫生，我是不是錯了？是不是我對小傑太嚴厲了？是不是我花太多時間在工作上，太少陪他，所以他才會變這樣？我努力賺錢、幫他請了好幾個家教……只是想要讓他過好的生活啊！讓他雖然沒有爸爸，也可以過得跟有爸爸的同學一樣好啊！」

獨力撫養小傑的她是外商公司的高階主管，忙碌的職場生活，讓她和小傑聚少離多。即使見面，兩人也總是為了小傑的功課跟不上進度而吵架。到後來，母子倆最常碰面的地方就是警察局。

事發的兩天前，母親才去接出又因為打架鬧事進警局的小傑。當時她還想著最近的工作計畫完結後，要休個長假帶兒子出國旅遊，順便修補感情。沒想到他卻出了事……

或許是因為年輕力壯，原本身體底子就好，經過兩個多月的治療，小傑的情況終於穩定下來。

但因為心臟曾經停止過一段時間，即使當初已盡快搶救，不過腦部還是缺氧太久了，所以他始終沒有要醒來的跡象。呼吸訓練的情況也很不理想，他完全無法靠自己呼吸，必須仰賴呼吸器。

依據一般的醫療常規，我們會建議小傑做氣切，因為這樣後續比較好照顧，併發症也比較少。

還有一種可能——考慮撤除呼吸器，讓小傑靠自己呼吸。只不過這麼一來，有很大的機率是他會因為無法順利呼吸，最終導致死亡。

想當然耳，關於第二個選項，始終不願意放棄的母親當然不會同意。藍寶醫師曾經提過一次，遭受到她的強力反彈之後，便不再提了。

倒是對於氣切，她似乎沒有那麼抗拒，只不過總希望藍寶醫師能再多給小傑一些機會，讓他可以順利脫離呼吸器，不需要氣切。

經過溝通，藍寶醫師與她約定好，讓小傑做一段時間的呼吸訓練。倘若最後仍然無法克服，還是得做氣切，而小傑日後將仰賴呼吸器過日子。

約定好的那天，藍寶醫師走進病室，輕輕地喊了聲：「小傑媽媽。」

小傑的母親轉過身，快速地拭去淚水，問：「藍寶醫師，小傑今天的情況怎麼樣？」

藍寶醫師低聲說：「和之前差不多，昏迷指數還是三分，呼吸器訓練也不理想，小傑還是沒辦法靠自己呼吸……媽媽，已經這麼多天了，我們真的得決定要不要幫小傑做氣切。」

母親失望地說：「還是只能這樣子嗎？……」沉默幾秒後，她問：「醫生，可以麻煩您再給我五天的時間考慮嗎？」

「五天？」藍寶醫師納悶地問。

「嗯，我朋友推薦我去繞山。我想要這幾天一個人去繞一繞、拜一拜，順便想想小傑該怎麼辦。他才十六歲啊！難道真的要讓他這樣躺一輩子嗎？」

藍寶醫師考慮了一下，小傑在加護病房這三個月來一直都是這樣的狀態，接下來是假日，沒辦法安排開刀，所以也不急於這幾天進行，便答應了母親的要求。

五天後，小傑的母親出現在加護病房。

藍寶醫師問她：「小傑媽媽，您決定好要幫小傑做氣切了嗎？」

之所以問得如此直接，是因為她始終傾向積極治療、幫小傑做氣切，後續讓他接受長期照護。

然而這天，她卻回給藍寶醫師一個意料之外的答案。

聽了藍寶醫師詢問，小傑的母親俯身摸摸兒子的臉龐，眼淚滴落下來，但再抬起頭時卻有別於以往的眉頭深鎖，反而是微笑地望著藍寶醫師。

「醫生，您知道嗎？這幾天除了繞山，我還去了很多其他地方，都是小傑小時候，我跟他一起去過的。每到那些地方，他小時候的模樣總會浮現出來。我看到明明還蛀牙的他拉著我的手，纏著我，咧著嘴露出兩顆門牙，撒嬌地笑著要我帶他去買棉花糖。他說：『媽媽，我放假出來玩，可不可以讓我的牙齒也放假吃棉花糖？』

「他明明很害怕，卻還是要我陪他坐雲霄飛車。結果下來之後，是他站在我旁邊，拍拍我的背，一直對在吐著的我說：『媽媽不怕不怕，小傑在旁邊陪你。』

「他在海邊奔跑，踏著海水、放風箏，玩得滿身是沙。明明累得上車後就馬上睡著，卻還是在睡夢中嘟囔著問我，什麼時候要再帶他去海邊玩……

「我看到好多好多不同時期的他，都那麼活潑、那麼可愛、那麼好動、那麼愛笑。可是每天回到旅館，想到的就是現在的他，躺在病床上的他、插著管子的他、不會動也不會笑的他……我覺得好難過，覺得現在的他不是他，不是我的小傑了。他一定很不舒服，很不想變成現在這個樣子。

「有時候我甚至會想，如果一開始你們不要那麼積極急救，後來我也不要一直叫你們盡力救他，對他會不會比較好？我的小傑現在會不會快樂一點？……

「所以藍寶醫師，您之前不是跟我說過小傑的情況是可以撤除呼吸器，然後看他自己能撐多久嗎？我想，我們就不要做氣切了。我們幫小傑……撤除呼吸器吧！」

藍寶醫師詫異地看著她，意外於她心態的轉變，不敢置信地問：「媽媽，您確定要幫小傑撤除呼吸器嗎？您真的想好了嗎？您要不要再多想一下？我過兩天再跟您確認。」

小傑的母親帶著哀傷的微笑說：「醫生，謝謝您。不用為我擔心，這次我是真的都想好了。是我自私，多留了這孩子那麼多日子，讓他受苦了。麻煩您幫忙安排替小傑撤除呼吸器的事吧。」

她輕拭著眼睛。

「只是醫生，您可不可以幫我一件事？小傑撤除了呼吸器到他臨走前的這段時間，我可以陪在他身邊嗎？

「他生的時候是我生，他走的時候，我也想陪他走。」

母親的淚水如潰堤，再也止不住。

//

再三確認過小傑母親的意願後，藍寶醫師依流程照會醫院的安寧醫療團隊及倫理委員會，審核通過之後，撤除的時間到了。

看著醫師將氣管內管拔出後，母親坐到小傑的床沿，握著他的手，輕輕拍著他，一次又一次地哼著：「輕輕聽著喘氣聲，心肝寶貝子。你是阮的幸福希望，斟酌給你晟，望你精光；望你才情；望你趕緊大；望你古錐、健康活潑，毋驚受風寒……」這首歌的歌名正是〈心肝寶貝〉。

在母親的歌聲中，小傑彷彿漸漸熟睡般，呼吸慢慢地變輕、變緩，直到心電圖螢幕上再也沒有起伏。

在《安寧緩和醫療條例》修法通過前，雖然對於末期疾病患者，家屬可以為其簽署〈不施行心肺復甦術（DNR）同意書〉，但未來得及表達意見或狀況緊急而先執行的急救處置（如插管）是無法撤除的，這樣的情況發生時，不只病人受苦，家屬也需要支付長期照護的費用。二〇一三年《安寧緩和醫療條例》修法後，家有末期疾病患者的家屬有了「撤除維生醫療系統」的選擇。

誰都不希望面臨如此令人心碎的抉擇。就像小傑的母親，心碎了千百回，而最後，她選擇還給孩子生命的尊嚴。

我依然記得你的一切

母親果然是神奇的生物，即使失去現實認知，
關於孩子的一切，還是牢記在心裡。

一般印象裡，我們在外傷科工作的醫護似乎是身經百戰，再嚴重的傷病患者都遇過，可說是兵來將擋，水來土掩。

但當然不是。有一種病人讓我們在治療時特別掙扎，就是因為頭部外傷入院的身心症病人。身心症病患常會服用鎮靜、抗焦慮或安眠類藥物，但是在我們評估頭部外傷

患者的狀態時，這些藥物都會造成影響。許多時候為了必須觀察腦部受傷的情況，不得不暫時停藥，結果病患的身心症可能會急性發作，甚至狂躁暴動。

阿鸞因車禍發生顱內出血，被送來急診。我們注意到她回答問題時反反覆覆，偶爾會胡言亂語，丈夫說明她長期在身心科治療，但一直都有穩定服藥，平常病情控制得還不錯。

電腦斷層檢查發現阿鸞的腦部出血，但不算太嚴重，只需要住進加護病房密切觀察及用藥治療就可以。不過這樣一來，她原本在服用的身心科藥物就得先暫停。

無法確定是因為腦部出血，還是停用了身心科藥物的影響，阿鸞剛住院時雖然言詞反覆，但還算可以配合治療；然而隨著時間拉長，她開始抗拒醫藥處置，後來甚至出現幻覺，自認是調查局幹員，認為醫護人員是敵國的間諜，要來捉她、傷害她。於是她咆哮、尖叫，對護理人員拳打腳踢，一有機會就想逃跑。

我們擔心是腦部出血的範圍擴大使然，趕忙再次安排電腦斷層確認，幸好病況未惡化。這樣一來，可能是因為停了身心科的藥物，然而目前又不適合將藥物加回來……到底該怎麼辦呢？

我們先請阿鸞的丈夫進入加護病房陪病，希望她見到了熟悉的人，狂躁的情緒可以獲得安撫，能夠多配合治療。

但很顯然這招的效果不太好，因為丈夫被她當成與我們串通一氣的背叛者，狠狠地啐了一口口水在他臉上，對他毫不留情地大罵。

實在是無計可施，我們只好說服自己，熬過她在加護病房觀察的這幾天就好。等她的病況穩定，轉到一般病房，就可以開始服藥，身心狀態便能夠平靜下來。

//

就在預定轉出加護病房的前一天，會客時間時，一向縈繞於耳的吼叫聲突然消失了！這實在太不尋常。我擔心是不是發生什麼變化，暫停為其他病人解釋病情，匆匆趕去阿鸞的病室。

看到的卻是阿鸞神情溫柔地握著一個年輕男孩的手，絮絮叨叨地說著：「翔翔，籃球校隊下個月要甄選了吧？你要好好練習，乖乖聽教練的話。也要記得吃飯，吃得營養點。要是錢不夠，媽媽有錢，藏在廚房電鍋上面的櫃子裡，記得拿去買吃的，可是不要告訴你爸爸喔！」

阿鸞露出促狹的笑容，彷彿在說著她和男孩之間的一個小祕密。

男孩則是滿臉桀驁，有些不耐煩地說：「好啦，好啦，我知道。你顧好自己就好。快點好起來，不要讓人擔心啦！」

阿鸞的臉上浮現一股驕傲，笑著說：「翔翔長大了，會擔心媽媽了。別擔心，我沒事的，很快就可以回家了。這幾天你在家要乖喔！」

男孩撇撇嘴，說：「誰擔心你啊！是爸說你這幾天在醫院都不聽話，亂吼亂叫，給醫生添很多麻煩，所以叫我來看看你。你乖一點啦，不要給人家帶來麻煩。」

阿鸞笑得更開心了。

「別聽你爸亂講。你看，我現在不是很好嗎？你只要安心準備甄選就好，不用擔心媽媽。」

我忍不住瞪大眼睛，懷疑眼前這個人真的是我照顧了好幾天的阿鸞嗎？她連丈夫都認不得，跟兒子說話卻這麼有條理，這麼溫柔！這就是傳說中母愛的力量？

藉此機會，我走進病室對她說：「阿鸞，我都聽到囉！你剛剛說不會讓兒子擔心，那你今天不可以再罵人了。」

阿鸞好心情地回答：「我不會啦，醫生，我會配合你們的。」

接著她看看兒子，渴望獲得肯定。

他僅淡定地說：「你說到要做到。」

「一定會的。翔翔，你要相信我！」阿鸞認真地承諾。

//

有了阿鸞的保證，會客時間結束後，我放心地進去吃飯閒用餐，沒多久卻又聽見阿鸞的怒吼聲。

我衝進去她的病室，問她：「你不是在兒子面前答應今天不罵人嗎？」

豈料她竟理直氣壯地回答：「那是因為我要給我兒子當好榜樣！」接著又開始跳針地咒罵：「你們這些壞女人、臭間諜……」

我傻眼，實在是好氣又好笑。母親果然是一種很神奇的生物，即使生病了、失去對現實的認知，但關於孩子的一切還是牢牢地記在心裡，甚至惦記著做個好榜樣。

我在考慮該不該做個翔翔的人形立牌，放在阿鸞的病床旁呢？

回來就好

她惆悵地說：

「我以為自己離開這麼多年，媽媽早就不要我了！」

四十歲出頭的阿鳳在工地當工頭，留著一頭短髮，看起來一副很man的模樣。她因突然的嚴重頭痛被同事們送醫，經診斷是顱內動脈瘤破裂出血，由於那間醫院無法處理，被轉送到我們醫院。

在前一間醫院時，都是由母親阿娟姨幫她處理大小事，轉院時，阿娟姨也跟著到場。

我們原本希望哥哥也在，一同做病情解釋較清楚，但阿娟姨搖搖頭說：「他不會來的。」原來是當初考慮是否轉院時，阿鳳的意識比較混亂，無法自行決定，家人因而分為兩派。

顱內動脈瘤有兩種治療方法：一種是較為侵入性的開顱手術；另一種則是不用開腦，但可能需要高額自費的栓塞治療，因為事後審核才知道健保是否給付，而以阿鳳目前的病況，沒人敢保證治療後能恢復到什麼程度。

哥哥認為妹妹從年少時就離家自己生活，和他們都快二十年沒有聯絡，連父親過世也不回家，所以覺得讓她順其自然就好，不需要為她花這個錢。但做母親的覺得終歸是自己的女兒啊，只要有機會讓她醒過來，不管得花多少錢都還是要拚一拚。

母子倆大吵一架，最後兒子決定撒手不管，因此只有阿娟姨陪同前來。

聽神經外科醫師說明栓塞治療所需的自費金額後，阿娟姨靜默了一會兒，接著問：「醫生，這個什麼時候要做？你能不能給我一點時間？」

「以阿鳳的情況來說，當然是盡快進行比較好，畢竟顱內動脈瘤破裂的一個月內，每天都有百分之一至二的再出血機率。阿姨，你這麼問，是有什麼考量嗎？」神經外科醫師說。

她有些不好意思地解釋：「沒有啦。我是想讓阿鳳做你說的那種不用開腦袋的栓塞治療，只是我手邊沒有那麼多錢，可能要去處理一下。」

「喔喔，阿姨，錢不用急著現在付。出院的時候再一起付就可以了。」

她鬆了一大口氣。「那麻煩您盡快幫阿鳳安排。自費的東西該用的，你就幫她用，不用擔心。」

//

阿鳳的栓塞治療進行得非常順利。當她醒來看見阿娟姨時嚇了一跳，有些口吃地問：「你怎麼會來？」

阿娟姨沒開口，自顧自地從保溫袋拿出魚湯放在病床桌上，用湯匙一勺一勺慢慢地將湯勻得不那麼燙口後，把湯匙遞給阿鳳說：「趁熱喝。」

阿鳳什麼也沒說，接過湯匙，細細地一口一口品嘗，眼淚滴滴答答地落進湯裡。

那天的會客時間，母女倆沒什麼說話，一個專心地低頭喝湯，一個專心地看著她喝湯。

會客時間結束後，阿鳳問護理人員這段時間到底發生了什麼事，當聽到是媽媽堅持讓她轉院接受治療，甚至為了讓她做栓塞療程，不但把保單解約，還去標會，她惆悵地說：「我以為我離開這麼多年，她早就不要我了！」

會客時間到了，阿娟姨再度準時出現。阿鳳見母親拿出一樣樣的食物，哭著說：「媽，這些是我愛吃的，你都還記得啊！」

阿娟姨摸摸她的頭，說：「你這麼多年沒回家，也不知道你口味有沒有變，如果吃不習慣要告訴我。你這孩子，當年爸爸罵你，你就那樣一聲不吭地跑走……」

「我以為你們不要我了。爸說他沒有我這樣的女兒，他說我喜歡女生是不要臉……」

明明已經四十歲的阿鳳卻哭得像個孩子，阿娟姨也心疼地掉淚。

「傻孩子，你爸那是氣話呢，你就這樣相信了，一去二十年，也不捎個信回來。連你爸過世都沒來看他，他到最後都還念著你啊！不說這些了，你回來就好，回來就好。」

阿娟姨把筷子塞給阿鳳，催促她快吃。

看到阿娟姨催促阿鳳吃東西，讓我想到我母親，不同的是，我媽都是叫我吃慢點。走外科的我總讓人有體力很好的錯覺，但小時候的我是名副其實的「林黛玉」，常因為身體不舒服而請假，小學時期甚至有兩年連體育課都沒辦法上。

那時候住在台南，母親帶著我到各大醫院求醫。一個禮拜上課五天，我卻常有兩、三天都在醫院度過。在還沒有健保的年代，爸媽連上萬塊的自費核磁共振都讓我做。如今回想起來，那時他們心裡的煎熬恐怕不比阿娟姨輕。

但我為他們做了什麼呢？

我當總醫師時，有天下刀後，發現手機有一通爸爸打來的未接電話。不用想也知道是為什麼。

那陣子，媽媽的胸口又開始疼痛。我幫她掛了一位學長的門診，雖然從台南的家到高雄來看病有段距離，但是畢竟在這裡我比較安心。學長幫她排定這天中午十二點多做電腦斷層。本來說好我會陪她，也事先報備過，可是這天從早上八點進刀房開到下午兩點，十二點多時正是手術的緊要關頭，看著忙碌的學長和老師，我怎麼也說不出自己要先下刀，去陪媽媽做檢查。

不知道爸媽他們還在不在醫院？

我撥了回電，媽媽說她已經做完斷層，正在回台南的路上，叫我別擔心。我這才知道爸爸還載了電視要來幫我裝，她也帶了水果，「那就下次再給你吧，沒關係。」媽媽說。

我好想哭，明明在同一間醫院裡，我卻連陪媽媽做個短短五分鐘的電腦斷層都辦不到……

有位學長曾聊到他覺得以後生女兒好，因為就他在醫院所見，當家中的長輩受傷或生病時，陪同來就診的多是女兒。他覺得有女兒照顧的爸媽比較幸福。

然而對我來說，在當「女兒」和「醫師」之間，爸媽始終放手讓我往「醫師」這頭偏。但有時候，他們也會打趣地說：「大家總是希望醫生視病猶親，我們啊，倒希望你能『視親猶病』呢！有時候真羨慕病人看到你的時間比我們多。要是你真的視病猶親，呵呵，你的病人就可憐囉。」

雖然知道爸媽很以我的職業為傲，也明白他們是開玩笑的，但聽到時還是忍不住心酸又愧疚。治療了那麼多病人，我卻連自己的父母有病痛時都照顧不到，反而時時接收著他們的理解和包容……

誰說有女兒照顧的爸媽比較幸福，有爸媽疼惜的女兒才真的是寶啊！

殘破的親情

身為醫師的我，
是不是成了遵循法律而替他報復父親的一把刀子？

週一早晨的加護病房總是特別忙亂，因為我們除了必須快速了解假日入院的新病人，還要追蹤原有舊病人的變化，把所有病人在假日做過的全部檢查、檢驗都看過一輪，決定後續的治療計畫。這是一場心智與時間的賽跑。

一旦遇上病人的狀況不好，那更是生死之間的拉鋸戰。而這一回，戰爭的主角是阿華伯。

阿華伯在週末時發生劇烈腹痛，由同居人送急診，檢查結果是腸缺血造成的敗血性休克，需要緊急開刀切除壞死的腸子。但是做完檢查沒多久，他就因敗血性休克而陷入昏迷。

同居人聽完胃腸外科醫師的解釋後，替阿華伯簽下手術同意書，並辦好加護病房的入住手續。接著她告訴護理人員要回家收拾行李，便離開了。

由於遲遲等不到她回來醫院，護理人員試著聯絡，卻發現她留下的所有資料除了阿華伯的姓名為真，其他都是假的，電話也無人接聽。她憑空消失了！

然而即使動了手術，阿華伯的情況還是很嚴重，必須靠高劑量的升壓劑維持血壓，更惡化到需要緊急洗腎。可是他陷入昏迷，而同居人不見了，誰來幫他決定要洗腎拚拚看，還是不洗腎，採取緩和醫療？

我們趕快請社工協助搜尋阿華伯的資料，結果查到他有個前妻，但已經過世。除此之外，他原來還有個兒子！

好不容易聯絡到兒子，他在電話裡的態度卻異常冷漠，先是推說不認識阿華伯，當我們表示是透過社政系統找到他，他便改口說：「我和他早就斷絕聯絡了。他的事情與我無關。」

我們請出社工曉之以理、動之以情，好說歹說之下，他才終於同意前來了解病情，順便簽署同意書。但接著又說：「我白天要上班，所以只能約下班後。」

我一聽翻個大白眼。父親病重，難道身為兒子的連請假跑一趟醫院都這麼困難嗎？

我氣憤地掛上電話，社工開口了。「唐唐，你別生氣。我覺得他人其實沒有那麼差。和他通電話的過程中，他有提到為什麼不想來。我覺得可能是阿華伯做的事太傷他的心，他才表現得這麼冷漠。坦白說，如果我是他，說不定也不想理這個爸爸。」

「你知道些什麼嗎？」連一向溫柔的社工都這麼說，勾起我的好奇心。

拗不過我的要求，社工說起阿華伯年輕時的故事。

阿華伯的過去就像電視劇會上演的情節——

他和太太美花白手起家打下一片天，總算有了穩定的基礎，兒子柏凱也在這時候誕生。他的應酬多了起來，還迷上一個在酒店工作的女人，為她挪用公款，並染上賭六合彩的惡習。結果這段婚外情被太太發現了，他乾脆順水推舟，要求離婚。

柏凱就在父母不停吵架中度過童年。他看過爸爸掐媽媽的脖子、把她的頭壓進水裡，因為阿華伯動手時從不避諱兒子在場，而一切都是為了逼迫妻子離婚。但美花硬是不願意簽字，於是他索性和小三捲款潛逃，害公司倒閉，債務全壓在太太身上。

債還不出、支票跳票，美花入獄了。她把兒子託給婆婆照顧，因為畢竟是孫子，儘管經濟狀況不好，總是會好好照顧吧。但是她錯了。婆婆把被兒子棄之不顧的氣都撒在他們母子身上，對當時才國小而無力反抗的孫子動輒打罵，甚至出言羞辱。

柏凱為了不讓媽媽擔心，選擇把委屈吞在心裡，美花直到出獄回家才震驚地得知一切，毅然帶著兒子離開。有段時間她找不到工作，還面臨債主追債，只能仰賴姊妹們接濟。後來在姊妹們的幫助下開始賣小吃，兼做家庭代工和縫紉撐起家計，自己辛苦點沒關係，她只希望兒子爭氣。

然而，等兒子好不容易坐上高階主管的位置，她卻積勞成疾過世。

期間不只一次，阿華伯回來找過他們母子，但總在窮途落魄時出現，一副浪子回頭的樣子；經濟穩定後卻又開始拈花惹草，接著某天帶著在家裡能找到的所有錢，跟那一任愛人遠走高飛，直到下一個輪迴。

柏凱苦勸過母親不要再縱容他，叫她乾脆離婚，但囿於傳統對離婚的負面看法，她始終不願意。直到知道自己來日無多時，她才終於甘願鬆手……

母親過世後，柏凱終於將存在心裡很久的念頭付諸實行——他去改姓，從此他只是母親的兒子，和那個只生不養的父親完全脫離關係。

//

約定解釋病情的時間到了，柏凱準時出現。雖然他臉色不佳，但是聽過他們家的糾葛後，我倒是覺得他願意出現就很不錯了。

有時眼見加護病房裡有些病人明明有親屬，卻無人願意出面做醫療決定，令我不解，並氣憤這些家屬怎能如此冷淡無情。但在了解其中的親情糾葛後，得到的結論往往會變成「可憐之人必有可恨之處」，最終也只能在此情境下，在無法為自己開口的病人和不願出面的家屬之間，盡力取得平衡點。

柏凱面無表情地聽完我做的病情解釋後，平靜地說：「要做什麼處置，我統統同意。你們把同意書都拿來給我簽吧！」

「啊？」我愣了一下，反問：「你要不要考慮考慮？阿華伯快八十歲了，而且他現在的狀況這麼糟，就算洗腎或做其他的侵入性治療，也很有可能沒辦法存活；即使活下來，日後需要長期洗腎或臥床的機率也相當高。你真的要做這些積極處置嗎？要不要考慮簽不施行心肺復甦術同意書，讓阿伯好走呢？」

「好走？」原本還算冷靜的他突然咬牙切齒地說：「我就是要他不得好死！快把同意書拿來，什麼該做的治療都幫他做就對了！給我救到最後一刻！」

雖然很傻眼，但阿華伯已經不清醒，又沒有其他親人，依法只能遵照他的意願，將急救處置的同意書都交給他簽名。

簽完所有同意書後，柏凱又回復到原本的平靜有禮。

他給我們一個電話號碼，說：「放心，我不會讓你們難做。他死了以後，打這支電話就會有人來處理。剩下的你們該做就做，不必問我。」

那個號碼是葬儀社的電話。

即使我們做盡一切必須做的積極處置，最後阿華伯還是走了。但是在這樣的搶救下，臨終時，他的四肢末梢因使用升壓劑而發紺壞死，腎臟衰竭造成身體浮腫不堪，皮膚因過於腫脹，不停地流出組織液……與剛入院時的樣子截然不同。

法令規定，當病人因故無法替自己做醫療決策時，可以由家人或關係人代為決策。原本的用意應該是因為他們是病人最親密的人，理論上可以幫病人做出最適當，或者最符合他們想要的決定。但我不禁疑惑：像阿華伯他們父子的關係，還算是家人嗎？在這種情形下，兒子還適合為他做決策嗎？

雖然明知當初若沒找到柏凱，照法律規定，我還是得替阿華伯做各種必需的治療。但看著他殘破的身軀，又想到柏凱的話，我突然懷疑起依照兒子意願替病人做各項治療的自己。

我是不是成了遵循法律而替他報復父親的一把刀子？這真的是對的嗎？

我好困惑。

手機裡的最後一面

直到這一刻我才明白，
「子欲養而親不待」是這麼地撕裂心扉。

清晨的急診室，一一九送來跌倒受傷的張阿嬤。除了後腦勺有明顯傷勢，她身上並沒有其他的傷，但奇怪的是不管我們怎麼問話，她都只是瞪大眼睛看著前方，不回應，也不按照我們的指示動作。

陪同前來的，是同樣白髮蒼蒼的張阿公。詢問事發經過，他零落地述說太太患有帕金森氏症和精神疾病，今天凌晨他剛起床時，就看見她滿頭是血，倒在廚房的地上。

我問起阿嬤平日的狀態，他說：「跟這馬差不多。不過今天跌倒前，她會說話，但跌倒後就不講話了。」

聽了這番描述，再看看阿嬤每分鐘只有六十下的心跳，收縮壓卻高達 190 mmHg，我直覺應該有嚴重的腦出血狀況。但看著高齡八十好幾的他們又是「老人照顧老人」的個案，不禁擔心起待會解釋病情時，年事已高的阿公是否能聽懂。

我嘆口氣，再問他：「阿公，敢有少年仔跟你們一起住？還是有比較知道阿嬤情況的，要叫他們來否？」

阿公立刻揮了揮手，不耐煩地說：「免、免、免。我們都會走、會吃飯，自己處理就好，叫他們來幹麼？女兒都有自己的家庭了。你快把她頭上那個洞縫起來，然後我們就要回家了。」

//

由於腦中的警鐘不停大響，所以我還是幫阿嬤安排了腦部的電腦斷層檢查。

阿公一開始仍萬分抗拒，不過在我們軟硬兼施，連撒嬌都用出來之下，他終於簽了同意書。邊簽，還是忍不住碎念：「你們很麻煩欸，囉哩囉嗦！她沒事啦，平常也這樣子，偶爾就會不想講話，也不理人。」

但在做完電腦斷層之後，我只想說有時真不希望自己的直覺那麼準。斷層結果顯示有非常大量的顱內出血，一般情況是早都昏過去了，阿嬤竟然只有不說話的表徵。

我盡可能簡單地向阿公解釋說阿嬤的狀況很不好，可能需要緊急的插管和手術，否則她有可能很快就死掉了；不過以出血量之大，加上阿嬤八十幾歲了，就算手術後活了下來，也很有可能變成植物人……

聽著聽著，阿公原本不耐煩的神情變得錯愕又驚恐，手也顫抖起來，連話都說不清楚，只一個勁地問我：「敢有這麼嚴重？敢有這麼嚴重？」

看他驚慌失措的樣子，我想他是沒辦法幫阿嬤做決定了，只好轉而詢問：「阿公，你打電話給女兒請她們過來好不好？還是把號碼給我們，我們幫你通知，好嗎？」

阿公想告訴我們電話號碼，但是因為焦急，總是說不完全。「0915……毋著，0932……毋著……」最後他抱頭哭了起來。

見阿嬤的心跳從六十一路往下掉，眼睛也閉上，陷入昏迷，顧不得阿公還沒簽插管同意書，我只能先照醫療常規程序幫她插管。

這時，阿公突然想起皮夾裡有寫著女兒手機號碼的紙條，趕緊掏出來交給我們。

//

張小姐趕到後，我們快速地討論阿嬤的病情，最後決定不動刀，讓阿嬤順其自然地離開。

她簽下拒絕手術同意書後，我告訴她：「張小姐，阿嬤不開刀的話，很可能在這幾天就會過世。如果有家人想來看的，叫他們要趕快過來。」

她愣了一下，說：「可是我姊姊嫁去美國了。原本一個月後的過年時要回來的……我媽撐不到那個時候嗎？」

我看看阿嬤的心跳和血壓，搖搖頭，緩緩地說：「很難……可能就這一、兩天的事而已。」

她的眼眶瞬間盈滿淚水，走到一旁去打電話，過了一會兒走到阿嬤的床旁，俯身說：「媽，你敢有看到？敢有聽到？是阿純，阿純在美國要跟你說話。」

她把手機放到阿嬤的面前，開了擴音。話筒裡傳來啜泣聲，斷斷續續地說：「媽，我阿純啊！你還認得我嗎？你眼睛打開啊，我阿純啊！你打開眼睛看看我好不好？你怎麼都不等我？不是說好今年我要回台灣陪你過年？你說很想我的。機票都訂好了，我就快回去了，你怎麼不等我？媽，你醒醒啊，醒醒！媽……你等我，等我回台灣好嗎？……」啜泣到最後已成哭喊，透過手機傳送出來，格外地悲傷。

我不忍再聽，走出這個令人心酸的現場。

從來沒有那麼深切地感受過「子欲養而親不待」這句話的哀傷。直到這一刻，我才明白原來這短短七個字蘊藏的傷痛是這麼深又這麼痛，這麼地撕裂心扉。

有些人，我們可能以為會一直待在身邊，殊不知一個轉身，一句再見就成了一輩子的遺憾。畢竟，明天和意外，我們永遠不知道哪個會先到。

三、破洞

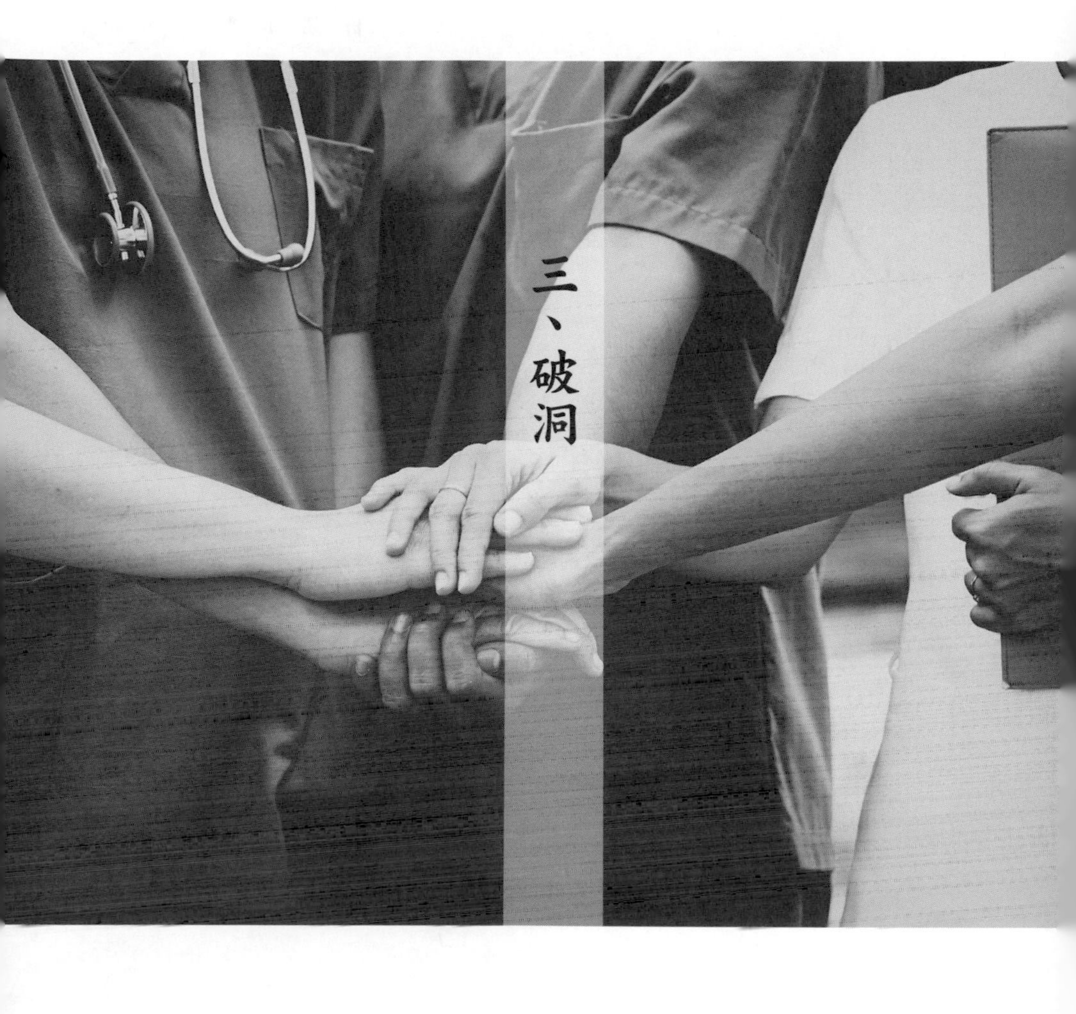

做工的人

命都差點沒了，
他最擔心的卻是一起打拚的兄弟過得不好。

和許多醫學系的同學們不同，我的家族中並沒有當醫師的長輩，從老爸到叔伯輩皆從事製造業，幾位舅舅則是做小吃，都是高度耗用勞力的工作。

念醫學院時，偶爾會羨慕出身於醫師世家的同學，也曾經為了自己的家世不如人而感到自卑，怎麼也沒想到這樣的家庭背景，竟然對於我照顧病人有幫助。這一切多虧阿龐大哥。

在心臟外科擔任總醫師時，每天不是在刀房開刀，就是到加護病房看病人，再不然就是前往看照會的路上，可說一刻不得閒。加上總醫師的工作繁重，對上必須回應各個主治醫師的要求，對下要照顧學弟、學妹的需求，也得滿足各平行單位如護理同仁等的需要，吃力又不討好，所以那時的我堪稱脾氣最差的時期。我就是在那段最忙亂的期間認識了他。

//

就快過年了，阿龐卻在這時候突然暈倒，失去呼吸與心跳而被家人送急診。檢查發現，供應心臟血流的三條血管都塞住了，最重要的那一條血管甚至從源頭就開始狹窄。

幸好他倒下時，讀護專的女兒正好返家。那天她剛考完期末考，最後一科考的是「急救」。她一進家門便發現爸爸倒在客廳的地板上，想都來不及想，反射般地照著考試步驟幫爸爸急救。

直到看著爸爸被送進急救室，她才開始感到害怕和恐懼，好怕萬一爸爸真的死掉了，她和哥哥、媽媽該怎麼辦？

多虧她做了ＣＰＲ，阿龐到醫院時已經恢復意識，但心臟仍不停地在一百三十到一百八十下之間亂跳，更不時需要利用電擊進行心臟整流，將心律矯正回正常狀態。

急診醫師趕快找來心臟內科醫師，希望以心導管做最即時的處理。偏偏做完心臟血管攝影後，發現阿龐的血管實在阻塞得太多又太嚴重，在這種情況下，最好的處理辦法不是以心導管的方式去打通血管，而是必須由我們心臟外科開冠狀動脈繞道手術這種大刀。但或許是因為血管阻塞太久，許多心肌細胞早已壞死，即使開刀重接了血管，他的心臟還是不停地亂跳，遲遲無法轉出加護病房。

//

有天寒流來襲，天氣非常冷，跟了一整天刀的我想著最後來看完加護病房的病人，終於就可以回家鑽進被窩了。沒想到剛踏進加護病房，就聽到阿龐和護理人員吵架的聲音。

想到他一激動就會亂跳的心律，又冷又累的我，心頭的火灼燒起來。我走到他的病室門口，雙手抱胸，粗聲粗氣地問：「你現在在幹麼？你知道你一激動起來，心臟就會亂跳嗎？你到底想要幹麼啦？」

大概是被我的態度激怒，阿龐一邊亂拔身上的線，一邊氣沖沖地說：「我不管啦！我要回家了！都要過年了，我不回家，事情都沒有處理不行！」

那樣子就像個任性的小孩。我想到我們是假日臨時被叫回來幫他開急診刀，一開就是十個小時，一把火燒得更烈，生氣地說：「你這樣出院，對得起幫你開刀的醫生和幫你急救的女兒嗎？你知道你女兒剛學會急救，第一次就要用在自己家人身上有多心驚、多害怕嗎？如果回家以後怎麼了，你要你女兒怎麼辦？」

突然之間，阿龐停下動作，怔怔地看著我好一會，接著囁嚅地說：「我只是想回家看看那些工程做得怎樣了。要過年了，好多工作快要收尾，不去盯不行。而且尾款也要收回來、貨款要給廠商，這些事情，師傅都不知道啊！」

即使九死一生地躺在床上，掛念的還是工作啊！為什麼讓我覺得似曾相識？

我嘆口氣，火氣一下子沒了，問他：「你是做什麼的？」阿龐便和我聊了起來。

原來阿龐是冷氣工程行的老闆。正值過年前，很多客人趕著要做好裝潢，也是工程行最忙碌的時候。但不巧他就這樣倒下，有許多事情沒人處理，所以他急著要出院。

這種拚命三郎般的工作態度，讓我想起那同樣是工作狂的老爸，於是問阿龐：「你應該之前就有好幾次胸口突然不舒服，但是都沒去理會吧？」

他吃了一驚，回答：「嘿啊！我之前工作的時候發生好幾次，每次都忍一下就過了，哪知道會變這麼嚴重。醫生，你怎麼知道？」

我苦笑著回答：「都一樣啦，因為我爸也是這樣啊。他也是會說這裡不舒服、那裡不舒服，可是叫他看醫生都不要，說什麼忍一下就過了。我想，你女兒應該也有叫你來看醫生吧？」

阿龐搔搔頭，不好意思地說：「嘿啦，她有叫我看醫生，可是我都沒有聽她的。」

果然和我老爸一樣啊！

我乾脆就順著老爸的思路繼續探問，果然，阿龐擔心的才不是尾款還沒收、貨款還沒給。他最煩惱的是就要過年了，如果自己不快點去處理這些錢的事情，到時候手下的師傅們沒錢好好過年。

他半是擔憂、半是哀求地說：「醫生，我那些師傅都跟我十幾年了，怎麼可以因為我的關係，害他們連年都沒辦法好好過呢？所以你快點讓我出去處理事情啦！」

我心頭一暖。這樣的男人啊，命都差點沒了，最擔心的卻還是一起打拚的兄弟會過得不好。

我對他說：「可是你想過沒？你這樣身體還沒完全好就出院，萬一倒在外面，沒人來得及救你，那你擔心的事情就完全無解了。

「雖然現在暫時不能離開加護病房，活動比較不方便，但至少你還醒著啊。可以利用會客時間，把事情交代給你的那些師傅。你不是說他們都跟了你十多年，總有幾個人是可以信賴的吧。要是不放心那些兄弟，兒子現在不也在你身邊學技術？讓他跟著一起去，也算是一種學習啊！」

聽了我的話，阿龐激動的表情變得柔和許多，陷入了沉思。

過沒多久，他說：「醫生，我覺得你說得對欸。不然我明天就把我兒子和師傅們叫來好了。不過很難得欸，醫生，你居然好像懂我在想什麼和擔心什麼，這真的很難得。」

我苦笑著說：「因為我爸和家裡的好幾位長輩也是這樣啊，我從小看到大。你們永遠都是先擔心員工沒飯吃、工程進度來不及完成、貨款沒給、尾款沒收……等這些事情都操心完了，最後才是自己的身體。好啦，我要回家了。你晚上好好休息，明天再把師傅他們叫來交代事情。」

阿龐溫順地點點頭，不好意思地要我趕快回家，並提醒我路上要小心，真的就像我家的長輩們一樣啊！

看到《做工的人》書裡寫的忍著傷痛還堅持上工的人們、為了給員工薪水而四處借貸的工頭，我就想到阿龐大哥和身邊的親戚們。

他們靠著雙手扎扎實實地工作，為了生活如此努力，有時甚至到有些卑微、不愛惜自己的地步。但他們的心又是如此寬闊而體貼，溫暖地替他人著想，常常令我擔心不已，卻又很感動。

願所有這些人們，在體貼別人之餘，也記得要好好照顧自己、好好照顧家人，讓這份溫暖與體貼能夠長長久久。

在醫院門口單手脫鞋的VIP

在急診室看到的是每個人突遭災厄時，最直接、最不經修飾的反應。

看《做工的人》改編的同名電視劇時，有一幕令我印象特別深刻：為了不弄髒地板，工人們在踏進便利超商之前，先在門口脫掉腳上沾滿泥土的雨鞋。雖然知道那是書中寫過的現實，在電視上看到時仍覺得不可置信。直到有天也在急診門口見到同樣的狀況，卻讓我湧起滿滿鼻酸。

急診外傷區擺放著一台與消防局指揮中心連線的無線電對講機，讓我們隨時可以聽到是否有重大事故發生，或是否有危急病人將要送達。

那天，無線電傳來急促的通知：「安和九二到達現場，現場是工地工人左手被重物壓砸，幾近截肢。目前生命徵象穩定，我們已經先包紮止血。預計送往高醫，五分鐘後到達，請高醫準備。」

雖然傷患的生命徵象穩定，但手幾乎要截肢了，算是重大外傷，大家一聽便忙起來準備。

然而時間一分一秒地過了，說好的傷者卻遲遲沒有進到外傷區。我等不及，跑到急診門口等著要迎接病人。

只見有個六十歲出頭、身著工作服且全身沾滿泥水的男子站在門口，纏著膚色彈性繃帶的左手輕輕搭著身旁救護技術員（ＥＭＴ）的手，繃帶上微微有血滲出——這不就是無線電通報的那名幾近截肢的傷患？ＥＭＴ怎麼不帶他進去！

他正艱難地想用完好的右手脫掉工作鞋，ＥＭＴ也七手八腳地幫忙。我焦急地上前說：「怎麼會在這裡脫鞋？先進去掛號，到外傷區之後再脫啊！你又不是不曉得要先掛號，我才能趕快處理！」最後一句話是用力瞪著ＥＭＴ說的。

ＥＭＴ無辜地解釋：「醫生，我都跟阿伯說了，可是他說他的鞋子上都是泥水，穿進去會把醫院的地板踩髒，所以堅持要先脫完鞋才進去。」

我又急又氣地想再勸說什麼，這時阿伯脫掉了鞋子，滿頭大汗。他滿懷歉意地對我說：「醫生，歹勢啦！你莫生氣，莫罵伊，是我自己堅持要先脫鞋。我在工地受傷了，全身髒兮兮，彼鞋子若沒有先脫，等等穿進去會弄到整個地板都髒掉，恁病院欸清潔人員會很難清。反正我的手就已經這樣，差沒彼幾分鐘啦！」

「沒關係，現在可以進來了，我幫你看傷勢！」我說。

阿伯的年紀明明都可以當我爸爸了，卻低聲下氣地為了對清潔人員的體貼向我道歉，讓我因自己一開始的盛氣凌人感到好羞愧，又不知道該怎麼向他表達歉意。整個處理過程中，我特別地專心盯著傷口，不大敢和他對上眼。

或許是注意到我的神情，並且聽到後來我向救護技術員道歉，在等待開刀時，他閒聊般地對我說：「醫生，你查某囡仔這呢少年就當醫生，還走外科足厲害捏！我知影你頭拄仔在外面不是故意彼大聲的，你是為我好、為我著急，所以你毋通感覺拍勢，你是在做對的代誌。是阿伯年歲較有，會想較多啦。你真關心我，真正足好欸捏！」

這番話讓我突然好想哭，覺得自己歉疚的心被阿伯體貼地接住了，明明來療傷的是他啊！

幸好後來阿伯的手成功地被接回來，最終也順利出院，不然我一定會更愧疚的。

／／

在急診室工作，接觸到的人形形色色，上至政商名流、下至市井小民，我們看到的是每個人遭遇突如其來的災厄時，最直接、最不經修飾的反應。

而隨著工作日久，我愈來愈深刻體認到什麼身分啦、地位啦，並不能代表一個人的品格。

我見過一名開著ＢＭＷ酒駕自撞的男子，把自己撞得滿頭是血，醉言醉語地自稱是某公司老闆。送他來的救護技術員說他們為他出勤了兩次。

第一趟是他堅稱自己沒事，硬是不上救護車，他們只好讓他在「拒絕送醫」一欄簽完名便返隊；但才返隊沒多久，有好心的路人見他這副嚇人的模樣蹲在路邊，再次打一一九。救護技術員只好又再出勤一次，好說歹說才把他勸來醫院。

進了醫院，他卻又不配合治療，一直喊著要找老婆。我們反覆地跟他說已經幫忙聯絡了，他仍然不停在吵鬧。一見交通警察來做酒測，他倏地起身往外衝，在醫院裡到處奔跑，還「含血噴人」，邊跑邊回頭把口中的血噴向緊追在後的交警與醫院警衛。

費了好一番力氣，我們好不容易把他押回病床，打上鎮靜劑，才有辦法進行後續的處置。

我也遇過歸國僑人在Covid-19的居家檢疫期間，不小心在防疫旅館的浴室跌倒受傷，來就醫時不停地怒罵，責備我們為什麼讓他在負壓隔離室等那麼久才完成檢查。

我盡快處理完一般病人，穿上全套隔離衣去幫他縫合傷口，他卻劈頭便罵：「你們台灣就是效率差，我都到多久了，你現在才來？我可是一分鐘進帳幾十萬上下的人哪，你看看你們醫院浪費了我多少錢！怎麼能給我這種待遇？你們打算賠我多少錢？」

雖然心中很氣憤，但是穿著全套隔離衣工作已經夠難受，實在不想再耗費精力與他爭執。

縫好傷口後，我大汗淋漓地去幫他辦理出院，才發現原來我們在兩個小時內就幫他完成了所有檢查和治療，與一般病人的等待時間其實相差無幾。

這時有護理人員打電話來，滿是無奈地說：「唐唐醫師，你剛剛縫合的那個病人拿到繳費單後，在隔離室吵鬧。他說他是遵照政府建議居家檢疫才會跌倒受傷，憑什麼還要自己出錢，應該是政府給他國賠才對，他不要繳今天急診的九百塊。」

不是「一分鐘進帳幾十萬上下的人」嗎？連九百塊錢都計較。

我苦笑著回說：「那就讓他走吧。反正他不繳錢，日後醫院自然有人去追帳，只是追不追得回來就不知道了。」

//

有陣子很流行這句話：「少了你的學歷和職稱，你還記得你是誰嗎？」

我相信在急診室門口脫鞋的阿伯即使沒有外在的光環，他還是記得自己是誰，不忘本心，所以儘管遭遇突來的困厄，仍然保持體貼的心及謙和的禮貌對待所有醫護同仁，包括推床的輸送人員與清潔人員。這不光是《做工的人》書裡或戲劇中說的「甘苦人疼惜甘苦人」，也是世情練達之後的體貼與圓融。

理應對病人一視同仁的醫護人員心中，有沒有所謂的ＶＩＰ？確實有啊，在我心裡，阿伯就是ＶＩＰ。

這不是靠身分、地位，而是以他自身的人格換來的尊敬。

世界上最嚴重的疾病是貧窮

他們沒有說出口的回答是：

「休息就沒有錢。」

舅舅和舅媽是小吃商人，工作性質讓他們無法輕易休息，舅舅翻鍋翻到手痛仍如常工作，舅媽手上的傷也從沒真正治好過。每當我勸說「受傷了就要休息」，他們只是淺淺地笑著說：「沒關係啦，這不嚴重，忍一下就過了。別擔心，若是真的不行，我們會去看醫生的。」

我還有個「十項全能」的姑姑：市場賣小吃、山上種水果，還能餵雞和養豬。很久以前她的鎖骨斷裂卻沒有好好治療，每天就是穿著醫院給的八字肩帶工作，後來骨頭都變形了。我勸她去開刀，卻得到她獅吼般的炮轟：「開刀？我去開刀，豬和雞沒人餵會餓死。還有山上的果子就要成熟了，沒人採要放到爛喔？都是錢欸！而且不去市場做生意，我喝西北風喔？」

那時候我並不曉得其實他們沒說出口的回答是：「休息就沒有錢。」

後來在偏鄉的醫院服務了一段時間，在那裡接觸到的病人，常常讓我想起他們。

//

在門診遇到四十幾歲的阿生大哥。前一晚他在工作時被滾燙的家禽飼料燙傷，全身體表面積有百分之十一是會起水泡的二度灼傷。那個層級的燒燙傷恰好是表層神經走過的地方，光想就覺得痛死了，加上有兩處主要關節被燙傷，這種傷勢絕對是要住院的！可任憑我說破嘴，他就是不願意住院。末了，他直白地說：「醫生，我知道你是好心，可是我真的沒辦法住院。要是住院就沒辦法工作了，我就沒有錢，你叫我怎麼生活呢？」

這段話怎麼似曾相識？

於是我問：「那你這麼痛，要怎麼工作？」

他居然是以咬著牙，不吭一聲，滿頭大汗地忍著痛楚讓我換完藥作為回答。

想起家裡的那些長輩們，他們是不是也如同阿生這麼善於忍痛？心一酸，我說：「你每天一定都要回來換藥，知道嗎？等等你先去打止痛針，打完再回家。我會開止痛藥給你回家吃，要照時間每六個小時吃一次，藥效可以接續，比較不容易痛，知道嗎？」

阿生點點頭，拿了藥單便離開。接下來的兩個多禮拜，他果真天天都來報到，持續換藥，身上的傷也幾乎癒合了。

最後一次回診時，一向木訥寡言的他輕輕地勾起嘴角，對我說：「謝謝醫生的照顧，你開的止痛藥很有效。」

我的眼淚在眼眶裡打轉，因為實在無法想像這兩週他是怎麼過的。二度燙傷是那麼痛，來門診時，我會在診間幫他清創，那也很痛。可是他從來也沒吭一聲。有時我會懷疑開給他的止痛藥真的有效嗎？他卻是為此向我道謝。

我也始終忘不了值急診時接到的小茹，那個令我心碎的孩子。

八歲的小茹父母離異，她跟著媽媽住在鎮上，爸爸在山上養蛇。每個禮拜天是小茹和爸爸見面的日子，但是媽媽很反對她去找爸爸，因為山上都是蛇，太危險了。

所以小茹那天早上在山上被蛇咬傷手，卻不敢讓他們知道，因為她好怕再也見不到爸爸。她默默地希望那只是一條沒有毒的蛇，什麼都不會發生。但咬她的是出血性毒蛇，她的左手從被咬的那隻手指開始瘀青、腫脹，起了水泡。

然而，小茹實在太會忍痛，等媽媽發現時已經是四個小時之後，左手變成右手的兩倍粗，她還出現腔室症候群[9]，需要緊急開刀！

由於小茹的凝血功能已明顯出現異常，需要輸血小板和新鮮冷凍血漿改善。不過這兩樣血品在鄉下醫院不會常備，過往需要時，都得赴高雄的捐血中心去取，一來一回就要四個小時，但小茹現在最缺的正是時間哪！

當下我認為最好的方法就是將她轉到一個小時車程外，有常備這兩樣血品的醫學中心接受治療。母親一聽轉院的救護車費要三千元，頹喪地問我：「醫生，一定要轉到高雄嗎？你們這邊沒辦法處理嗎？三千塊錢很多欸！而且轉過去以後，我們還要照顧她，這樣就沒有辦法工作。我們沒有那麼多錢啊！」

實在沒想到在孩子的肢體可能不保，甚至性命交關的危急時刻，居然有父母為了三千元轉院費而猶豫。我相當不能諒解，但盡量壓抑住怒氣，按照過往在市區大醫院工作時的說法，告訴她：「小茹媽媽，你先不要煩惱錢的問題。等你轉到醫學中心以後，去找他們的社工室，他們會幫你們處理的。」

這位母親哀傷又歉疚地看著我，說：「醫生，實在不是我不願意讓女兒轉院，是因為我真的沒有三千塊啊！而且照顧也是個問題。真的不能留在你們醫院處理嗎？」

腦中閃過「不然我來出這三千塊好了！」，正要說出口的瞬間，院長來查房，得知小茹的情況，他立刻找來另一位外科醫師幫忙處理她的手。但我極力反對，因為在凝血功能異常無法獲得矯正的情況下，動手術的風險實在太大！為此，我和院長吵了一架。

可是終究是我吵輸了。最後，她還是被留下來開刀……

9. 身體的組織，尤其是在四肢的地方，神經、血管、肌肉會被筋膜區隔成一個一個的小空間，也就是所謂的「腔室」。筋膜就像是這些房間的牆壁，沒有什麼延展性，當病患因為受傷造成出血或是組織腫脹時，就會把這些小房間給填滿，壓迫到血管，造成血液流通不順、組織缺氧，甚至壞死。這種時候，病人常常會出現pain（疼痛）、palor（蒼白）、pulseless（無脈搏）、paresthesia（感覺麻木）、paralysis（肢體麻痺），也有可能像小茹一樣，皮膚開始壞死、起水泡。

太過氣憤之下，我沒有去追蹤小茹的後續情況。她的手有沒有保住？或者仍是轉院了？只盼望她能夠好好的。

如今再回頭去看，面對孩子的手可能被截肢，甚至有生命危險，做母親的怎麼可能不想盡全力施救。在偏鄉那幾年的歷練，讓我明白了無論在醫院層面或源於病患的因素，偏鄉的醫療確實有其侷限性。而我們能做的就是在力所能及的範圍內，盡力做到最好。

院長當初為何堅持讓小茹留在醫院？當時我偏激地認為只是為了符合評鑑的要求，降低急診轉院率。但現在的我會想，或許院長在信任另一位醫師的情況下，的確認為讓小茹留下來開刀，是有助於免除她的父母經濟壓力的好方法。

//

重回醫學中心後，又遇到類似的事例。

那段時期是 Covid-19 疫情正嚴重時，每天都有民眾送來許多打氣的食物。某天早上交完班後，一位學妹走進值班室，指著占了半張桌子的愛心早餐，問我：「學姊，這些早餐還有人要吃嗎？」

「這些應該是多的，你要的話就拿去吃吧。」

「喔。」她簡短回了一聲，把桌上的早餐搜刮一空，裝成一大袋。

我正納悶她的食量何時變得這麼大，她提著食物走到門口，又轉過頭來，有些不好意思地問：「學姊，記得你之前說過有朋友做了口罩套給你。那你還有沒用過的嗎？」

「有啊。不過現在醫院口罩的量都夠了，也不太需要口罩套，你要這個幹麼？」

「嗯……我是想給病人。」她小聲地說。

我恍然大悟。「包括你手上的早餐？」

她點點頭。

早上，學妹在急診接到一位七十多歲的阿伯，他在工地受了傷。幫阿伯縫合傷口時，她發現阿伯不只口罩套是髒的，連露在外面的口罩都皺皺髒髒。於是她忍不住「衛教」一番，告訴他這樣是沒有保護效果的，卻換來阿伯有些抱歉地說，他不是不願意換，實在是因為自己照顧著念國小的孫子，經濟情況不好。他年紀比較大，能找到的做工機會本來就不多，受到疫情影響，工作機會又更少，所以這些東西只好節省點用，把新的留給孫子，也希望多少能省一點錢，至少讓孫子吃飽。

阿伯的肚子突然發出咕嚕聲。原來他買了早餐給孫子吃，自己卻是餓著肚子上工，才會體力不支而受傷。

「所以我想到值班室裡有愛心早餐，和你的口罩套……」學妹說。

我想了想，說：「我櫃子裡應該有存著一些口罩套和口罩。現在我們院內用都足夠，所以那些應該可以送給阿伯。」

我們兩人從值班室的櫃子搜刮出存貨，全給了阿伯。希望能幫到他在接下來的日子裡，至少不必為了一片幾塊錢的口罩而苦惱，照顧好孫子，也照顧好自己。

聽著學妹說阿伯待會還要趕回去工地上工，就怕好不容易得來的工作因為這次的傷勢沒了，姑姑那句獅子吼「沒去工作就沒有錢！是要喝西北風喔？」浮現我耳邊。突然好想回老家看看舅舅、舅媽和姑姑，告訴他們：「我已經長大了，今天你們不要工作，休息一天，我帶你們出去玩好不好？」

但我想如果是姑姑，就算她聽到這段話是開心的，應該還是會對著我大吼「沒有工作就沒有錢」，然後一舉把我轟出她的工作區。

嗚～想當一個孝順又貼心的姪女，怎麼這麼難？

醫院裡的常客

莫非他反覆地來急診和住院，
只因為醫院有人對他好、會關心他？

對於不好好照顧身體卻又老喜歡跑醫院的病人，我實在感到很無言。在偏鄉醫院遇到的阿明就是其中之一，有糖尿病又不好好控制，每次來醫院不是因血糖爆高，就是爆低；而且他愛喝酒，常常莫名其妙地一身傷來急診，偶爾傷口還夾帶著感染。

聽學長說，有次阿明因血糖狀況不穩定來住院，好不容易幫他控制下來，接著觀察了好幾天，最後終於宣布他可以出院時，他居然出言威脅：「我不要出院啦！如果你逼我出院，我有的是辦法讓自己的血糖變太高或太低，到時候回來你們醫院，你還是要收我住院。你這樣不是多惹麻煩嗎？我不要出院啦！」

怎麼會有這麼不愛惜自己身體的人啊！我聽得肚裡一把火，直覺地認定他根本是要詐領保險金。但奇怪的是，他從來沒要求開診斷證明去申請保險。

除了在病房常遇上，他也是急診的常客，幾乎每隔一、兩個禮拜就會報到。每次他看起來都很不舒服，一副快昏倒的樣子，卻又總在打完幾瓶點滴後便說自己好多了，然後步履蹣跚地離院。一樣，從未拿診斷書。

某天他離院後，我忍不住對同事們抱怨起這種濫用健保的行為。護理師美美問我：「唐唐醫師，你都來半年了，沒有人跟你說過阿明的事情嗎？」

「沒有啊。什麼事情？」我回答。

美美說：「唐唐醫師，你也知道我們這裡很小，許多人多少有些親戚關係。真要算起來，阿明算是我的遠房叔叔呢。他本來是很正常的啊，老婆漂亮、兒子聽話，早早就有了自己的房子，工作又穩定，在我們鄉下算是人生勝利組了！」

我訝異地問：「你說的是我認識的那個阿明？」

美美點點頭，接著說：「可是，他兒子要上大學的那個暑假出了車禍，被撞成植物人。由於始終找不到肇事者，阿明很憤慨。不過坦白說，就算找到肇事者又怎麼樣？也還不起他一個健康的兒子啊。他唯一能做的就是把兒子照顧好。

「一開始，他真的是親力親為地照顧兒子，盼望有奇蹟出現。但日子久了，孩子的情況毫無起色，於是他把兒子送到安養院。

「從那時起，他靠著孩子的保險理賠過日子。酗酒和一直往醫院跑也是從那時候開始的。」

「那他老婆呢？」我追問。

美美苦笑。「阿明那時候一心都在兒子身上，搞到他連老婆什麼時候跑的都不知道。」

阿明的處境確實令人同情，但身為醫師的我還是不太能諒解。他不好好控制血糖、弄得自己一身傷，不時來掛急診，住了院又不想出院，但又不是為了拿診斷書申請理賠……那到底是為什麼呢？

某次我值班時，又碰見阿明帶傷來掛急診。

雖然總對他嚷嚷著「要放棄你了」、「我不要再理你」，不過看著那一身傷和超標的血糖值，我還是忍不住對他叨念：「你到底是怎麼把自己弄傷的？怎麼會到處都是傷？血糖高成這樣，是不是又沒好好吃藥——」

「我去抓螃蟹受傷的啦。」他突然插話說。

我一聽更暴氣，瘋狂地念他：「你明明知道自己的血糖有問題，還去海邊抓螃蟹，又不是沒感染過，不知道有多危險嗎？」接著想到他提過自己有白內障，而且嚴重到得開刀，腦筋瞬間斷線。「你不是說你有白內障，都看不清楚了，還去海邊抓螃蟹！不要命了嗎？這次只是摔得一身傷，下次萬一跌倒撞到頭怎麼辦？」

阿明吶吶地回：「不會有事的。我從小在海邊長大，對這裡的環境熟得很，不會有事的。」

我忍不住要開口繼續罵，他突然望著我，說：「醫生，來你們醫院真好，沒有人像你們這麼擔心我和關心我。」

他的眼裡竟然映著淚光。

一個念頭突然閃過腦海：莫非他反覆地來急診和住院，只因為在醫院裡有人對他好、會關心他的感受，還會為了他不聽話而擔心、叨念？一思及此，對他不禁放軟了語調。

「就算是這樣，你還是要注意安全。可以的話就趕快去把白內障開一開，不然真的太危險了。」

⁄⁄

原本我一直以為我們的社會安全網還算健全。就算生病了，健保會幫忙支應大部分的費用；家中經濟狀況不好的，也有福保可以補助健保費；遭遇突然的急難時，政府有急難補助可以申請；更別提許多善心宮廟、基金會有救助金可以申請。

但是到偏鄉工作之後，我才發現自己太不切實際。救助金有其規範，並非每個人都申請得到，也不是無窮盡的，不可能一直支應。而有些人會因為生病或與他人發生糾紛，或者一些你我難以想像的原因，一下子掉出網外，連申請金都不敢出面辦理，甚至因而成為街友。

但就算有了錢，能勉強過生活又怎樣呢？有些人與街友的差別只在於有沒有屋簷擋雨而已。流浪久了尚有社工聞問，但是像阿明這樣的人即使有自己的房子，卻仍是煢煢孑立於世上，只能靠到醫院就診換取一些關心。

後來阿明還是繼續祭出各種理由來看急診，也一樣總是打完點滴就走。只是每當見他的名字又出現在看診名單，我心裡不再怒吼：「吼～又來了！」而是嘆口氣之後，默默聽著他傾訴，開出能緩解他身體不適的藥。

阿明似乎是感受到我的無奈，後來在急診遇見我時，總是不好意思地跟我說：「醫生，我又來啦。」離開時也總來向我道別。每次聽他靦腆地說「醫生，再見」時，我都揮揮手說：「我們在醫院不說再見。Bye bye！」他便微微笑著離開。

如果可以，就讓我們對病人的這些常規關懷成為小小的火苗，希望能帶給他一點小小的溫暖，稍稍撫平他的孤獨與絕望。

至少還有一個地方讓他感覺被關心與被在乎，他沒有被世界遺棄。

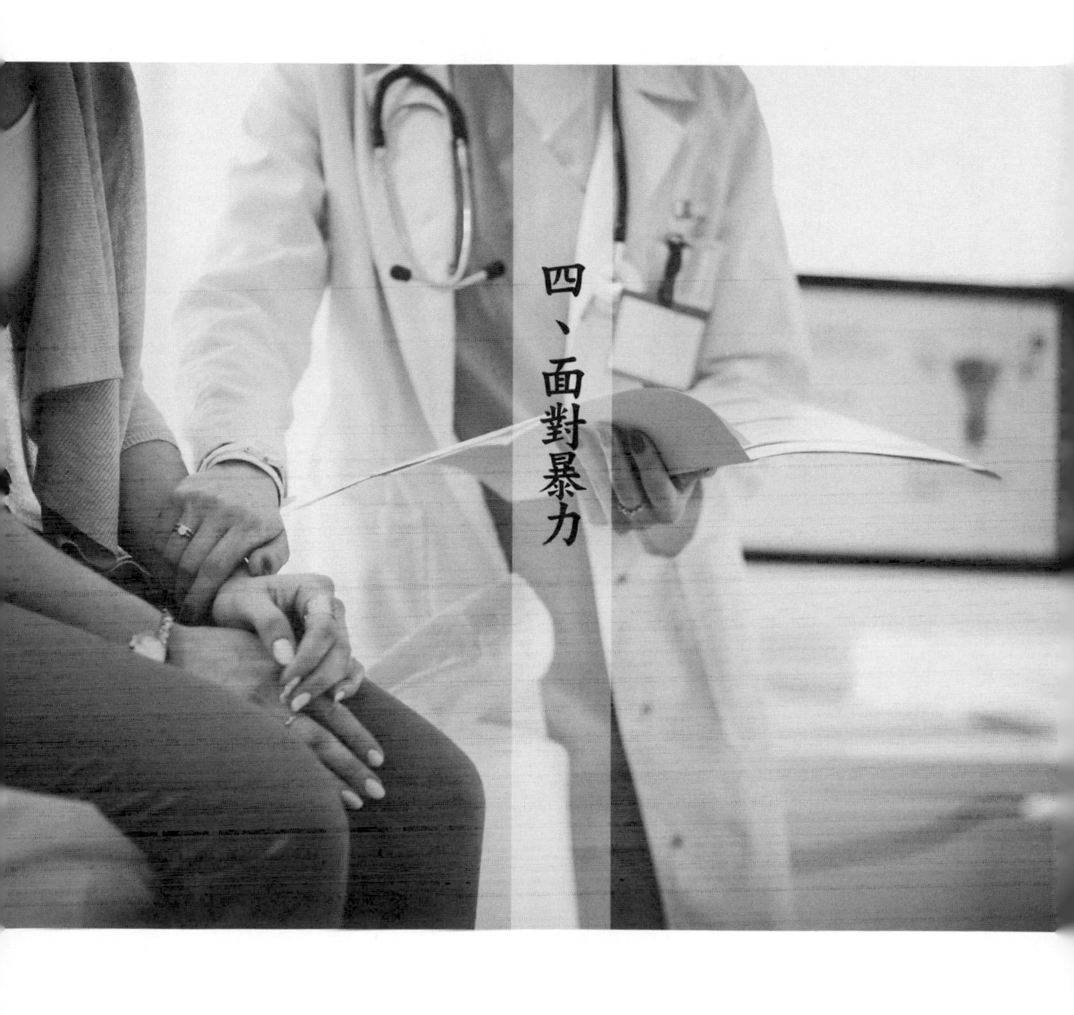

四、面對暴力

真假老大

這班的值班醫護都是女性，
但我們可不是好欺負的。

那是我第一年當主治醫師時發生的事。

早上八點，前一班的阿基學長帶著黑眼圈與我交班，交到第三床，是位叫「金龍」的病人。

「這名五十歲男性昨晚喝酒後遭到圍毆，一一九送他來的。腦部電腦斷層沒有看到顱內出血。前額有道五公分的撕裂傷還沒縫。」阿基學長語帶抱歉。「他昨天入院時太醉了，完全沒辦法配合縫傷口，還一直嚷嚷著自己是黑道老大，叫我們不准靠近他。只要我們有人走近，他就要動手打人。所以我先讓他留下來觀察，麻煩你等他早上酒氣退了，清醒一點後，再幫他縫那道傷口。」

交完班後，我看著還在第三床呼呼大睡的金龍，他身邊空無一人。想起之前遇過有小弟前呼後擁的老大，對待醫護人員卻態度親和，還訓斥小弟不准對我們無禮，與這位「金龍老大」根本是天壤之別。

我決定先處理其他病人，等他醒來，再處理他的傷口。

正當我在照看其他病人時，金龍醒了。他完全不聽護理師小倩的勸阻，搖搖晃晃地下床，走到我面前，大聲嗆我：「你就是醫生？你們在幹麼？我從昨晚來醫院到現在，頭上的傷口還沒幫我縫！你們是看不起我喔?!」

小倩在一旁急著向他解釋醫師沒有不理他，只是他昨晚太醉了，根本沒辦法幫他處理傷口，而現在醫師在處理其他病人，等等就會去幫他縫傷口。

但他完全不聽解釋，只顧著大聲嚷嚷，對我們叫囂加威嚇。

住院醫師學妹猶豫了一下，對我說：「學姊，我去幫他把傷口縫一縫吧！」

我剛好忙完手邊的病人，便回她說：「我去縫吧！今天外傷區的值班醫護都是女生，不能讓你去，太危險了。你去幫我備東西。」

等著學妹回來時，金龍仍在吵鬧，罵我們不幫他縫合傷口是草菅人命，還狂妄地說我們不曉得他是誰。

「敢這樣對我，你們不要命了是不是？」

一聽這句話，我整個火氣上來，順手拿手上的板夾拍了一下桌子，「啪！啪！」我大聲地對他說：「誰說不幫你縫的？剛剛就講過忙完就會幫你縫，你還一直吵吵吵！昨晚是你不讓人家碰你傷口的欸，而且還要打人，到底是誰不要命?!我現在就要幫你縫了，你給我回去躺好！」

金龍聽了，竟然便乖乖地走回床上躺下。

在我要起身時，小倩拉拉我的衣角，指著地上——原來剛剛明明只拍一下桌子卻發出兩聲「啪」，是因為我硬生生把板夾拍裂了，裂掉的那一半掉到了地上。

幫金龍縫合時，他不斷誇說自己「真的是黑道老大」，立過很多「豐功偉業」……讓人聽得頭好痛。

突然想到每到週日很愛看的電視節目《台灣啟示錄》介紹過台灣黑道史，節目提過在民國七〇年代，黑道大哥都因為一清專案被抓進去關過。我冷冷地問他：「你說你從以前就是大哥，那你是混哪裡的？一清有被抓進去過嗎？」

金龍的音量突然變小，弱弱地說：「你嘛知影一清喔？」

「當然知道啊！不是說大哥們都在那時候被抓進去過嗎？所以你到底有沒有在一清時被抓進去過？」

「沒有啦！沒有啦！」金龍的聲音更微弱了。

我接著說：「是喔？好可惜。我爸有個朋友在一清的時候被抓進去過。那個叔叔對我很好，我考上醫學系時，他還送我大紅包。本來我想說你們會不會是同學欸。」

直到我縫合完畢，他都沒有再開過口。

//

總算處理完金龍的傷口，他留院觀察的時間剛好也到了，正開心終於可以送走他。他要離院前卻跑來護理站找我。

他說：「醫生，你敢袂做我ㄟ七仔？我感覺你講話很有氣魄，而且很有趣欸。我實在很喜歡你。我是認真的！你做我ㄟ七仔好否？」

我忍住翻白眼的衝動，皮笑肉不笑地微笑跟他說：「這樣啊……可是我那位叔叔說如果我交了男朋友，要先帶回去給他看呢。你要不要跟我回去——」

話還沒說完，只見他後退好幾步，最後連繳費單都顧不得拿就跑了。我優雅地微笑著目送他離去。

他拿著一把刀，站在我身後

被家屬揮舞刀子恐嚇，還得繼續照看病人到隔日，
這就是我們醫護的工作。

週一下午的外傷科門診病人名單有一長列，但我一眼就注意到那個熟悉的名字，他是上週五我值急診夜班時，大鬧醫院的病人。當時他對著護理師謾罵，作勢要打人，警衛來勸也不聽，甚至想找警衛單挑。後來出動了數位強壯的男護理師來幫忙，才將他「請」出院。

我在心裡咒罵自己幹麼好心幫他掛回診，讓他自生自滅就好了啊！急診有那麼多人都差點制不住他，門診只有我和護理師，要是他又找碴怎麼辦？我有點擔心，但除此之外，不知為何還浮現一股異樣的不安。

結果門診看到最後，他都沒出現，著實令我鬆一口氣。然而，那股惴惴不安的感覺並未消失，而且總覺得似曾相識……

啊！有段記憶閃現，那是我還是住院醫師時發生的事。

//

住院醫師第三年，我輪訓到整形外科。

那年頭的專科護理師沒有現在多，幫病人換藥是住院醫師與實習醫師的工作。由於換藥時，主治醫師不見得到場，所以每次換藥當下，我們都會將傷口拍照做記錄後放進病歷裡，以便主治醫師了解情況。

某個週六早上我值班，帶著實習醫師學弟為車禍入院的阿姨換藥。她的小腿有三分之二的面積受傷，四天前才進刀房清創，準備下禮拜等傷口再好些就能補皮了。週四跟著主治大夫張醫師來查房時，他帶著我們一起換藥、看過傷口，狀況蠻好的，所以週五的換藥讓學弟跟著我觀摩。

週六這天也是我們兩人和護理師來換藥，但阿姨的兒子見主治醫師沒有一起來就生氣了。

他憤怒地問：「你們醫院就是這樣做事的嗎？病人換藥，醫生都不用來看傷口嗎？」

我一頭霧水地看著他，傻愣愣地回答：「我就是醫生啊。而且如果張醫師來查房沒看到阿姨的傷口，我們換藥時都會拍照後放進病歷，他也會看到的。所以阿姨的狀況，張醫師都很清楚喔。」

他一聽，反而更生氣地質問：「你是醫生？你說你是醫生就是嗎？」

我仍試圖解釋：「我是醫生啊，剛剛進來的時候，我就說過自己是照顧阿姨的住院醫師。要拿醫師的執業執照給你看嗎？」

或許是最後那句話讓他感到挑釁，他暴怒地嗆罵：「你查某囡仔做醫生了不起喔？做醫生就可以這樣說話？你在囂俳什麼？查某囡仔做醫生就可以囂俳是不是？」

看來跟這個人講不通。我深呼吸一口氣，決定不再回應，低著頭繼續和護理師換藥，只想盡快把這個巨大的傷口處理完後離開。

一旁的學弟卻憋不住，他看不慣家屬的威逼態度，直接回應：「你講話不要這樣好不好？學姊說的沒錯，我們本來就有拍照給主治醫師看啊，主治醫師都曉得你媽媽傷口的情況。況且是你自己先不相信學姊是醫師，她說要拿執照給你看是哪裡錯了嗎？」

我心想完了！跟這個家屬講理沒用啊，反而會激怒他。

果然，阿姨的兒子更激動了，他走來走去，嘴裡愈罵愈凶。我瞥見他從床邊桌的抽屜抽出一個長形物體，看起來像筷子，然後他慢慢晃來我身後。

我沒停下換藥的動作，可是怕學弟又和他起衝突，趕緊對學弟說：「你去護理站請護理師 Leader 進來處理，然後你不要再進來，這裡有我們兩人換藥就夠了。」

Leader 來了，但學弟又跟著進來。家屬一看到留著帥氣短髮的 Leader，莫名地衝著她叫囂：「你這個流氓，給我出去！」Leader 見狀況不對，立刻離開，我猜她是去找幫手。

學弟原本仍試圖安撫家屬，下一秒卻突然奪門而出，家屬手上像高舉著什麼，也追著他衝出去。

我邊換藥，邊想：「怎麼回事？為什麼學弟要衝出去？家屬拿筷子有什麼好怕的。難不成……那是水果刀？不可能吧！」接著又安慰自己：「就算是水果刀也沒關係，今天外科有上班，假如家屬抓狂刺我的大血管或心臟，同事們應該來得及救我吧。」

這麼一想，好像真的沒什麼大不了，何況對面的護理師也沒停手，於是我繼續安靜地換藥。

過沒多久，警衛跟著阿姨的兒子回來病房，但安撫無效，母親哭著勸說也沒用，他不斷嚷嚷著：「我要報警抓你們！你們都欺負我！」一直到值班的護理長來了，才好不容易讓狂躁的他稍微平靜。

警察到場後，原已安靜的家屬再度激動起來，甚至跟警察也吵，最後被警方帶離醫院。

這時，阿姨的傷口也處理完畢。

我把物品放回準備室，突然沒來由地一陣委屈與難過，眼淚啪啪落下，試著用手背擦乾眼淚，卻被剛用酒精消毒過的手薰得更淚流不止。

我握起拳頭，給自己打氣，告訴自己：「不可以哭，不要哭。老師說過『每個病人都是獨立的，不可以因為前一個病人對你態度不好，就把脾氣遷怒到下一個病人身上』。不哭，你還要到明天早上八點才能下班，接下來的二十二個小時還有其他病人需要你。不可以哭，你要堅強。」

擦乾眼淚後，剛走出準備室，幾位護理師便圍到我身邊，焦急地問：「你沒受傷吧？

剛剛真是急死我們了！你學弟都知道要跑到護理站躲起來，那個家屬拿著刀在你後面晃，你怎麼還能冷靜地繼續換藥？」

感覺好不真實，我有些意外地問：「所以他在我身後時，手裡真是拿著刀子？我以為那是筷子，就想著趕快換完藥。」

「誰生氣時會拿筷子威脅啦！」

她們一副快暈倒的樣子。

在那場風波之後，我繼續帶著學弟把所有病人的藥都換完、被各種例行事務纏身，度過了那天的值班。

被家屬拿著刀子揮舞恐嚇，還得繼續工作到隔日早晨，這就是我們醫護的工作。

//

後來，我如常地跟查房、替病人換藥，包括週六那天的阿姨。那不是阿姨的錯。

主治醫師曾經貼心地問我是否需要找精神科醫師會談。「我都幫你聯絡好了，如果你願意，只要人到就可以。」

但當時我自以為堅強地拒絕了。

阿姨出院的前一天，他的兒子來感謝主治醫師。當時我正在跟查房，雖然主治醫師有技巧地把我擋到身後，想把他隔絕於我的目光之外，但我還是看到了那個曾經持刀站在我背後的人！

我突然無法抑止地大哭。

自以為堅強的防線在剎那間崩潰，我才知道原來自己不是不怕，只是當下來不及害怕。其實我真的沒有自以為的那麼勇敢。

沒有受傷，就不算醫療暴力？

「醫療暴力一定要是你們醫療人員被打才算。」警方抱歉地說。

小揚是我念醫學院時的姊妹淘，畢業後，她選擇走急診。深受科主任賞識的她還承接了許多業務，忙到要聚會還得半年前跟她「掛號」。所以她主動約我吃飯時把我嚇一跳，料想是發生了什麼狀況。

果然是有事，而且居然是遇到病患的家屬施暴，令她感到心寒，所以不顧一切地請了長休。

面對我的關心，她輕輕地笑著說：「唉，你也知道在急診第一線處理病人，總是特別容易遇上醫療暴力事件啊！以前不是還有學長說：『沒遇過醫療暴力的急診醫師，不算真正的急診醫師。』所以身為一名真正的急診醫師，該來的躲不掉，只是這次我真的覺得累了，想要休息一下。」

她說得雲淡風輕，但話裡的苦澀和自嘲讓我心疼到不行。

//

事件起因於六十多歲的車禍傷患老李。被送入急診時，他的後腦腫了一包，意識也不清楚，因此小揚立刻為他安排一連串檢查。他的姊姊和弟弟趕到醫院時，檢查結果都出來了，確認他只有顱內出血，需要住神經外科加護病房。但床位需要整理，因此小揚請他們在急診室稍等。

這段期間有名酒駕自摔的病人入院。小揚一樣先幫酩酊大醉的他做了腦部電腦斷層，確定沒有顱內出血後，讓他留在急診室觀察，等酒醒了再放他出院。由於喝茫了，他吵鬧躁動得不得了，但頭部受傷無法打鎮靜劑，只好先把他約束起來，避免他跌倒受傷。

問題是綁得了手腳，卻沒辦法制止他一直吵鬧。或許是覺得這個新病人太吵，老李的弟弟突然一把抓起換藥車上的手套，用力往病人的嘴巴塞，嚇得醫護人員趕緊衝上前抽出手套，就怕病人被噎到窒息。

他怒氣沖沖地質問小揚：「不是說我哥要住加護病房嗎？為什麼他現在人還在這邊？」

小揚好聲好氣地回答：「我們已經幫他預訂床位了，加護病房正在幫他整理床，準備好了就會讓他去住院。」

他仍然非常不高興地說：「不用跟我講那麼多啦！我哥從進來到現在，你們說他很嚴重要住加護病房，結果咧？什麼也沒做啊！只會讓我們在這裡乾等。你們這什麼醫院啊？有沒有醫德？」

聽到這般大聲謾罵，小揚停下手邊的工作，站起來向他澄清。

「先生，從你哥哥一進急診，我們就一直在幫他處理了，你看他身上那些點滴就是我們幫他打的藥。而且剛剛神經外科醫師解釋病情時，你也在啊。這段時間裡，我們還幫他做了兩次電腦斷層。怎麼叫什麼也沒做呢？」

他突然用力拍桌，惱羞成怒地大吼：「反正你們就是沒醫德！什麼爛醫院，把病人擺急診這麼久，根本草菅人命！」並指著小揚大聲恫嚇：「我跟你說，你的名字我記下來了！我哥如果怎樣，反正我才剛被關二十年出來，不介意來找你麻煩，再去關十年！你給我注意一點！」

//

聽到這裡，我忍不住問：「醫院都沒人出來幫你嗎？就任他在急診搗亂？」

「有啊，護理師按下警民連線鈕，還請來警衛大哥，不過沒什麼用。警察也很快就趕到了，結果一樣。」小揚苦笑著說。

//

老李的弟弟原本還在對小揚辱罵，不過一見警察走進急診室，音量就小了很多，後來被警方勸回去病床旁。

警察開口詢問小揚的第一個問題是：「你有被打嗎？」

「沒有。」小揚坦白地答。

警察聽了，似乎有些困擾地說：「你沒有被打，不能算醫療暴力喔。這樣我們沒辦法把那個家屬帶走欸！」

小揚愣住了。「可是他剛剛威脅我說如果他哥怎麼了，他才剛被關過二十年，不介意回來找我麻煩，然後再被關十年。這樣也不算嗎？」

另一名警察無奈地說：「那你覺得他這樣有威脅、恐嚇到你嗎？你有錄音嗎？如果沒有錄音，要提告可能有困難喔！」

小揚沉默下來，因為她確實沒有錄音。

一開始是沒有想到，等她想到要這麼做時，由於他就在面前盯著自己咆哮，她擔心一旦錄音被發現，對方可能會有更激烈的舉動，說不定還會打人，所以不敢輕舉妄動。沒想到這樣反而沒辦法成案。

看著一臉愛莫能助的警察，小揚想了想，又說：「可是那個家屬拿手套去塞其他病人的嘴，這樣不算施暴嗎？現在不是只要妨礙醫療業務執行就算違反《醫療法》，警察可以把人請去警局？」

警方仍舊一臉抱歉地說：「沒有喔。醫療暴力一定要是你們醫療人員被打才算。你們沒有人被打就不算喔！而且他是塞其他病人的嘴，不是對醫護動手，得由那個被塞嘴巴的病患對他提出傷害告訴，我們才有辦法處理。」

小揚感到傻眼，被塞嘴巴的病人那時候酒醉啊，怎麼有辦法提出傷害告訴。但她不放棄地再問：「可是這個家屬的情緒明顯失控，而且傷害了其他病人，難道你們不能處理嗎？」

警察回答：「這樣啊，那你們要打一一九，請消防隊來判斷是否符合強制送醫的條件，這是他們負責的。」

強制送醫？這太荒謬了！鬧事的家屬明明人就在醫院，她卻得打電話叫消防隊來將他「強制送醫」，難不成叫他們趕來醫院，把病人從外傷區轉去內科區?!

她突然覺得好無奈，也好無力。但真正給她致命一擊的是警察說的這段話——

「醫生，我看你年紀輕輕就當主治醫師，很不容易。我是勸你不要跟這種人糾纏，畢竟你的時間是用來救人的，很寶貴啊！這種人的時間根本不值錢，就算上法院，他有的是時間跟你耗，而且最後也不見得會成案。你爸媽花那麼多錢讓你念書當醫生，不是讓你花時間和這些人打官司的。聽我一句勸，他沒鬧事就好了，你就大人大量不要跟他計較了。」

雖然知道警察是出於好心，但她差點被氣哭。她心想：「難道因為我會念書，就不管如何都該原諒這些威脅我的人嗎？難道我當醫生，就必須忍受這樣不禮貌的對待嗎？不就是因為爸媽花了這麼多心思栽培我到現在，所以我更不該容忍這樣的暴力行為！

「為什麼警察來了卻什麼都不能做，反而叫我吞忍？這個國家口口聲聲說醫療暴力零容忍，為什麼在我遭受病患家屬的恫嚇時，卻因為沒有被打，所以無計可施？難道真的要讓他鬧到有人受傷嗎?!」

難道錯的是選擇從醫的她嗎？

如果自己不是醫師，是不是就不會遇到這樣的情況？

那天之後，工作狂小揚突然覺得好累、好厭倦，懷疑起受了這麼多年醫療訓練到底值不值得，更不確定自己還想不想從醫。

最後她決定給自己一段空窗期，休長假冷靜一下，好好地思考自己的未來。

//

「如果你最後決定離開急診，或是乾脆不當醫生了，會不會覺得遺憾？」我問。

小揚思考了一下，眼神迷惘地看著我，說：「我也不曉得。我只知道自己很喜歡這份職業、這樣的環境，可是如果會反覆遇上這種情況，實在不曉得還能撐多久。我雖然很熱愛我的工作，但也希望可以好好保護自己，甚至是同事、病人……但現在，我們的工作環境好像沒辦法。這幾年的醫療暴力事件愈來愈多，直到自己也遇到了，我好奇地去查了資料，發現竟然差不多每天就有一件醫療暴力！」

她說著低下頭。

「也許我不會馬上離開，還會再撐一陣子，但傷總歸是在……」

說話的同時，小揚不停地攪拌著冰拿鐵，牛奶和咖啡在杯裡旋轉交融，液面中央深深地凹了下去。我想，那就像她的心不停地在去與留的漩渦中糾結吧。而深深凹陷的是我們看不見希望的未來，那個沒有醫療暴力的未來。

只是，轉得再快的液面終有靜止的一刻，但已經離開的醫護還可能再回來嗎？

醫院裡的性騷擾事件

儘管後來很少再遇見那位資深醫師，恐懼的感覺卻仍如影隨形。

每年年終的「忘年會」是各醫院的重大活動，有些科部甚至要求提升出席率，作為評核的指標。只要不提評核的事，忘年會實在是個開心的場合。同一屆訓練的住院醫師在分了次專科後各忙各的，很難得見面，正好藉著這個活動相聚。以前在訓練時遇過的其他次專科護理站或開刀房的護理師們，也都會出席。

但我從住院醫師第四年之後，就再也沒參加過忘年會。後來在另一間醫院擔任主治醫師時，還是不參加，甚至主動要求在這個熱鬧的日子值班，就是為了找理由不出席。因為住院醫師第四年的那場忘年會是我揮之不去的噩夢，直到現在，偶爾仍會讓我夜半驚醒。

//

事情發生在忘年會快散場時，我和幾位要好的刀房護理師圍成一個小圈，在會場門口聊天。

大家嘰嘰喳喳地聊得正開心，某位資深的主治醫師突然擠進來，站在我旁邊。他聊了幾句，突然抓起我的手，對我說：「唐唐，我很會看手相算命喔。來，我幫你看一下，不收錢的。」

我愣了一下，接著使勁地想將手抽出來，可是被他緊緊地抓著，動不了。

感覺實在太不舒服了！但我不敢得罪他，只好一面嘗試抽手，一面陪笑臉說：「老師，不用啦，我不相信這個。」

護理師們也試圖幫我解圍，半開玩笑地說：「醫生，你偏心！跟你的刀那麼久了，都沒有聽你說要幫我們看手相，現在卻要幫唐唐看，不公平！可是人家不想讓你看欸，怎麼辦？」

他卻面不改色，理直氣壯地回答：「所以機會難得啊！你們沒聽說過幫人看手相要耗費功力的嗎？來來來，唐唐，我幫你看看。」

他的手開始在我的手心來回撫摸，溼黏滑膩，就像蛇遊走過一樣，非常不舒服。我再次拒絕。「老師，既然這樣的話，就不要浪費您的功力了。我真的不相信這個。」

護理師她們也順著我的語氣，以各種明示加暗示希望他放手。

但他怎麼也不願意，反而將我的手拉得更貼近他的身體，接著乾脆直接摟上我的肩膀。我感到被隔絕在大家之外。

腦中一片空白，我不知道該怎麼辦，許多紛雜的念頭閃過……

直接甩開他嗎？可是之後還要考外科專科醫師，我的訓練證明上需要他蓋章。如果現在拒絕，到時候他不願意幫我蓋章怎麼辦？訓練了這麼多年，不都白費了？

可是若我不做什麼反抗，接下來他會把我帶去哪裡？

我該怎麼辦？

我望向在場的護理師們求助，一時她們似乎也不知道如何應對，努力找了許多理由想將我帶離他身邊，可是都一一被他擋掉。

人潮開始散去。她們臨走前，靠到我耳旁悄聲說：「唐唐對不起，我們幫不了你。但我們有把他一直摸你手的畫面拍下來，如果你需要，記得之後跟我們拿。」

我覺得更無助了，但沒有辦法怪她們。她們是刀房的護理人員，而我身旁的這個人是資深醫師，假如和他起正面衝突，以他的個性，她們日後肯定不會好過。

可是她們都走了，我該怎麼辦？

來來往往的人愈來愈少。我試著跟幾位要好的學長打招呼，向他們投射出求助的眼神，但他們好像沒有讀出我的焦急和恐懼，只是笑笑地回應便離開。

他摟著我走下樓梯，就快到飯店門口了……如果他要帶我離開飯店，怎麼辦？誰可以來救我！

「走，再陪我去附近的酒吧喝酒。」他說。

我終於下定決心，忐忑地找了個藉口。「老師，我和家人約好了，等等他們會來接我，所以我不能陪您——」

他打斷我，生氣地說：「這都是理由啦！打個電話跟你家人說就好啊！晚點我會送你回家。」

我繼續嘗試著說：「老師，可是這個時間，他們應該已經出門了……」

正僵持不下時，外科部的一位資深大老走過來，問我們發生什麼事。一聽他要找我續攤，但我堅持要離開，便正色對他說：「都這麼晚了，人家是女孩子，約她續攤成什麼樣子。走，我跟你去喝。」

教授邊說，邊揮手叫我快走。我如獲大赦！

回到家後，我第一件事就是衝進浴室，開始瘋狂地搓洗手和身體，把他碰觸過的所有地方都搓洗過好幾次，皮膚都發紅了。我蹲下來大哭，不停地想著：

「為什麼是我？我做錯了什麼事嗎？為什麼會發生在我身上？」

從那時候起，科部的忘年會和聚餐，我一律不參加。

兩年後，我升上主治醫師，科裡辦了一場迎新送舊餐會，主角之一的我仍按慣例填上預約值班。因為不想再遇見他，我只能選擇逃走。

外傷科主任知道我不出席，關心地問：「唐唐，今天是你的場子，你怎麼可以不來？」

面對一向很照顧我的主任，掙扎了許久，我鼓起勇氣說出當年的事……那是我第一次終於能再面對那段恐懼，開口告訴別人。我顫抖著哽咽地述說，但，我沒有哭。

主任聽完之後，溫柔而堅定地對我說：「唐唐，這不是你的錯。不要為了那種人，錯過你一輩子只有一次的機會。別擔心，今晚你就和我們外傷科在一起，我們會好好保護你。」

我的鼻子瞬間酸了起來。

那天晚上，外傷科的醫師們果真隨時都陪著我，避免我落單，不讓「他」有任何機會接觸我。

很感謝主任的鼓勵，也慶幸那晚我並未逃跑，沒有錯過自己的大日子。

但即使如此，儘管後來很少再遇見他，恐怖的感覺仍如影隨形。偶爾當壓力極大時，我會作噩夢，總是夢見同樣的場景：我在眾目睽睽下被一個面孔模糊的人帶走，卻無人能幫我！夢裡的我，後續更發生一些不堪的事……

主治醫師第一年結束後，為了還念醫學院時的公費，我到偏鄉工作。相較於醫學中心，小鄉鎮的醫院壓力沒那麼大，作噩夢的日子漸漸少了。我以為一切都過去了。

忘年會事件發生的四年後，我回學校念研究所。有天去上課，在等電梯時，竟看見他隔著好幾個人排在前方！霎時湧起一股害怕又噁心的感覺，顧不得上課會遲到，我只想轉頭往後跑……

但又感到生氣，氣自己為什麼這麼懦弱！為什麼要往後跑！明明當年做錯事的人不是我，為什麼是我要躲起來？

我強迫自己留下來排隊。最後卻又因搭不上他那班電梯，而鬆了一大口氣。

接下來連續好幾天，那個面孔模糊的人又出現在夢裡。

熬到那一個學期結束，我遞交了休學申請。

隔年，看著研究所同學們開心地穿上畢業禮服在校園裡拍照、在臉書上發表畢業感言，心中有股難以言說的羨慕和遺憾。偶爾也會想著是不是自己能再勇敢一點、再堅強一點，就可以和同學們一同準時畢業？

撐到研究所不能再休學的那年，我終於還是決定回學校繼續學業，完成對指導教授及自己的承諾。可是每當經過曾看見那個人的電梯口，還是覺得不舒服，彷彿看見多年前蹲在浴室大哭的自己還在那裡哭泣。

//

不知道他是否還記得當年的事？或許早就不記得了吧……或許他甚至覺得那根本沒什麼。

但是對我來說，那個事件，讓我差點錯過一生一次的新任主治醫師餐會，也讓我沒有辦法準時畢業。後來儘管畢業了，但由於 Covid-19 疫情影響，沒辦法穿上禮服參加畢業典禮，在校園裡和同學、摯親拍照留念。

有人問我如果有一天再遇見他，我想對他說什麼？是痛斥他當年的行為？還是將他造成的這些傷害和遺憾告訴他？

但我只希望，今生不再見他。

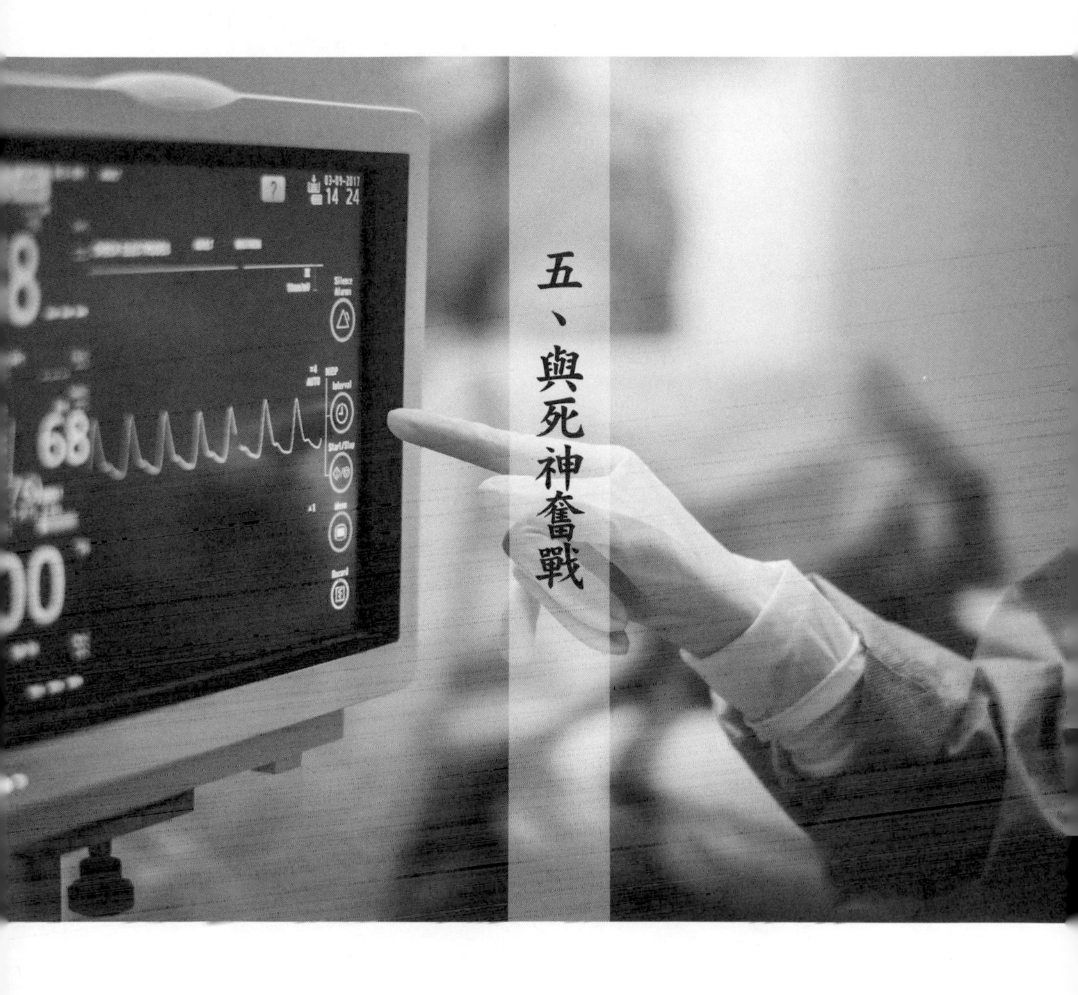
03-09-2017
14 24
Silence Alarms
Interval
Start/Stop
Record
68

五、與死神奮戰

「請問你是唐醫師嗎？」

瞬間我心裡閃過眾多可能的病人——這個人到底是上門尋仇？還是來道謝？

顧急診，最害怕的是某天突然出現一個不認識的人站到你面前，問：「請問你是某某醫師嗎？」

那瞬間你心裡會閃過眾多可能的病人，想著是哪個病人出事了嗎？是不是要被告了？……心中百轉千折，直到眼前這個人開口說出下一句話，才曉得他到底是上門尋仇，還是來道謝。我就遇過這種心驚膽顫的時刻。

那時我在偏鄉的小醫院工作。某天傍晚的一陣忙亂過後，終於能稍微放鬆時，我從病歷間抬起頭，赫然發現有位阿伯站在面前。由於戴著口罩，看不出他的表情。

阿伯緊盯著我，問：「你是唐醫師吧？你還記得我嗎？我太太是你在××月××日看的那個動脈瘤破裂的病人。」

××月××日？動脈瘤？……

頓時我的心臟漏跳好幾拍，因為那天的急診根本是戰場。

//

週末之夜，各式各樣的頭痛、頭暈病人不停歇地湧入急診，除了開醫囑的時間，我幾乎沒有辦法坐在椅子上。

這時，一一九送入一名女性病患，主訴很奇怪，她說她喝完果汁就吐了，而且頭非常不舒服，但就是說不清楚是怎樣的不舒服。嘔吐、頭部嚴重不適，這些是腦出血常見的徵狀，但她沒有受傷，也沒有出血性中風病人常見的半側偏癱、言語不清等症狀。

看著她飆高到破 200 mmHg 的血壓，我莫名地想到「顱內動脈瘤破裂出血」這個診斷。趁著病人還清醒，立刻安排她去做電腦斷層。

才剛做完檢查回來，一句「我又想吐——」還沒說完，她便哇啦一口嘔吐出來，緊接著陷入昏迷。我急忙把病人推進急救室插管，偏偏是困難插管，只得拜託學長來救援。

插管完，做好緊急處置，我走到電腦前看她的電腦斷層結果，是瀰漫性的蜘蛛網膜下出血。雖然是沒打顯影劑的電腦斷層，但依據出血位置與情況來看，「顱內動脈瘤破裂」這個診斷應該是八九不離十。

然而如此困難的手術，在這家偏鄉的小醫院是沒辦法開刀的，必須轉去車程至少一個小時的市區大醫院才行。

匆匆向家屬解釋完病情，我便開始忙著聯絡轉診的事。但那晚彷彿市區所有神經外科醫師都在手術台上似的，我一間一間醫院不停地打電話、不停地重複病況，再不停地打電話回去那些醫院確認他們到底能不能接收病人。

正馬不停蹄地聯繫時，她的家屬高聲地問：「你電話一直打、一直打，到底幫我太太聯絡到醫院沒啊？」

雖然明知道是家屬的情緒話語，但因為心知如此大量的顱內動脈瘤出血是絕急刀，卻一直找不到能幫病人開刀的醫院，我開始心慌，害怕萬一真的找不到醫院能夠接手開刀，最後病人有事，我會背上醫療糾紛。

終於聯絡到可以接手的醫院了！昏迷中的病人血壓也總算獲得控制，穩定了些。同事開始準備轉院的事，我才有空繼續處理清單上一長串的其他病人。

但轉院的救護車從派遣地到我們醫院來還需要些時間，對於病情急迫的病人家屬來說，等待起來會覺得特別漫長，因此他們不時便問我：「救護車到底哪時候會到？」當我離開急救室去照料其他病人時，總感覺到他們的眼光緊隨著我轉，彷彿在質問我為什麼沒有在急救室裡照顧他們的家人。在病人轉走之前，「芒刺在背」的感覺如影隨形。

後來我再也沒有那位病患的後續消息，直到這位阿伯出現在眼前。

//

確認我就是他要找的對象之後，原本看不出表情的阿伯瞬間像臉上發光，兩眼笑得彎彎地對我說：「唐醫師，真的很謝謝你！那時候你治療的動脈瘤破裂病人是我太太啦。」

啊，原來是來向我道謝的！我這才重新感覺到心跳。

阿伯繼續說：「我太太已經出院了，而且一點後遺症都沒留下。幫她開刀的醫生說如果當初不是你處理得好，她恐怕就沒命了。謝謝你！謝謝你！」

見他這麼高興，並得知病人的術後結果如此之好，我原本懸著的心放了下來，也跟著開心。只不過難免有些心虛，因為最大的功臣還是為病人開刀的醫師，畢竟不管是那台刀還是術後的照顧，都需要耗費很大的心力。

阿伯突然急急忙忙地跑出去，接著搬了三個保麗龍大箱子進來，告訴我：「唐醫師，這三箱白蝦是要給你和當天幫忙轉院的護理人員，謝謝你們救了我太太一命。我們鄉下人沒什麼錢，剛好家裡養蝦，這些都是新鮮的，今天剛撈起來的白蝦，給你們吃。」

我推辭了好久，到最後他像是快生氣起來，對我說：「唐醫師，你一定要收！你救了我太太的命啊，這是她對你們的一點心意，你不能拒絕。」

他說完就把三箱蝦子放下，一溜煙地跑了。

這種「棄蝦逃逸」的舉動讓人感動又好笑，但其實我來不及說的是：「阿伯，知道你太太能順利恢復，對我來說就是最好的感謝啦！至於白蝦……我值班要後天才能回家，這三大箱白蝦，你要我擺哪兒啦?!」

醫療照護是一道道「乘法」

每個醫護都做好自己的工作，
病人才有機會成功地活下去。

在心臟外科擔任總醫師時，我曾參與一次所有媒體爭相報導的重大搶救過程。那次經驗讓我深深體會到在新聞報導的鎂光燈之外，被救活的病人背後那許多醫護人員的默默努力，是電視機前的觀眾看不到的。

那時離島發生重大事故，其中有位傷者狀況危急，得靠葉克膜幫助維持生命。由於他的家屬是我們的員工，在家屬要求下，病人以直升機轉送至我們醫院進行後續治療。

但那時候的空中轉診制度不如現在健全，用直升機送裝上葉克膜的病人回本島更是第一次，因此大家都嚴陣以待。當時躲在加護病房休息室念書的我也坐立不安，不知是因為準備專科考試緊張，還是受到外頭的氣氛感染。

正專心看書時，門外突然一陣鬧哄哄的，接著體外循環師小漫學姊探頭進來，說：「唐唐，我們要去離島接病人了，你要不要一起去？」她瞄到我桌上的書，露出微笑，「走啦，我才不相信這時候你有本事定下心來念書呢！」

我著實掙扎了一下，畢竟這樣的機會，一輩子可能只會遇上一次。但考不過的恐懼終究還是勝出，我忍痛地搖頭說：「算了，書念不完，我還是留在醫院好了。」

不過就像學姊說的，在這種躁動不安的氣氛下，心如何靜得下來。接下來那一個小時，我一個字也沒看進去，腦海淨是傳入耳中的各種動靜。

有人大喊：「直升機要降落在小港機場，需要一組人帶藥物搭救護車去接機！」被指派去接病人的是盈盈學姊，她大聲地要大家集思廣益想想該帶什麼藥物出門、再三幫她確認有沒有漏帶藥物。接著是救護車鳴笛，她離開了。忙亂了一陣子的加護病房重歸平靜。

我低頭盯著一小時以來沒翻過頁的課本，明明是熟悉的字句，卻紛雜地在眼前飛舞，拼不出意義，只有直升機飛過海峽上空的想像在腦海迴旋。

突然間，加護病房又騷動起來。我決定放棄，闔上課本。剛走出休息室便迎面遇上護理師小茵，她焦急地說：「唐唐，怎麼辦？剛收到消息說病人改成直接降落在旁邊大學的操場，可是盈盈學姊已經出發了，一定來不及趕回來。你能不能和我一起去接病人？」

我毫不遲疑地說：「好，東西備一備，我跟你去！」

//

小茵和我背著藥物奔往操場。醫務祕書和急診的護理長已先行趕到，正在規劃直升機降落的位置及把病人送回醫院的路徑。

操場上聚集的人愈來愈多，有些卻非急重症相關人員。我正納悶為什麼有這些不相干的人，直升機降落了，閃光燈開始一直閃。原來是媒體記者。

直升機降落的當下，媒體只顧著一個勁地往前衝，來接病人的我們反而被擠到外圍，讓我們有些無奈。突然有個小小的聲音從床尾傳來：「唐唐！我剛剛要把葉克膜弄下飛機時，手被夾住了，你來幫幫我。」

是小漫學姊！我連忙擠進床尾。她的手被夾紅了，但仍然硬撐著以奇怪的姿勢在搬葉克膜。我立刻接過機器，讓她有空檔拔出手，挪成正常的姿勢。

見病人快要被送上救護車，我急急將葉克膜交給學姊接手，先抄小路跑回醫院。傷勢如此嚴重的病人能快一分進到加護病房，就是多一分安全，所以一定要先把從醫院門口到加護病房的路都打通關。

跟我一起回去的還有醫院的警衛大哥。我們倆氣喘吁吁地一路奔跑，總算趕在救護車進醫院門口之前，把所有的路徑都清空了，讓病人可以順利地直接被送往加護病房。

加護病房的門關上後，裡面又是另一片風景：病床旁早架好各種點滴藥物，護理師們有條不紊地整理著病人身上十來條大大小小的管路。雖然知道這是他們的日常，但我相信在我們去接病人時，他們一定有預先演練過。

從傍晚六點多接到病人直至晚上十點多，加護病房小夜班的護理同仁沒有喝水、沒吃東西。有好幾位甚至等幫完大夜班的同事將病人處理告一段落才離開。隔天他們臉上依然是揮之不去的疲憊，但繼續動作俐落地在病室間穿梭。

當天的晚間新聞與隔日的報紙，都以斗大篇幅報導首次的葉克膜空中轉診成功。後來病人康復出院時，記者的眾多鎂光燈也都聚焦於醫院高層與主治醫師。

而在閃光外圍，那些忙碌的人們、繁瑣準備的過程，鏡頭前是完全看不見的。

//

剛當總醫師的時候，有位主治醫師學長告訴我：「唐唐，雖然心臟外科醫師不管是在戲劇裡還是現實中，看起來都很帥氣，一夫當關、萬夫莫敵的樣子，可是你要記得，你並不是一個人在治療病人，有很多人在背後支持著你。所以當與病人一同戰勝病魔，受到病人和家屬感謝時，你也不要忘記，這些感謝並非只屬於你，而是屬於所有和你一起照顧過這位病人的同仁。你也要對他們心存感激，因為沒有他們，你是做不到這件事的。」

後來我離開心臟外科，來到外傷及重症外科，始終都記著學長的這段叮囑。我不是孤單一個人在面對病魔。我提醒自己，記得以謙卑和感謝的心情對待和我一起努力照顧病人的夥伴。

因為醫療照護必須是一道道「乘法」，沒有人可以是「0」，必須是每個人都做好自己的工作，病人才有機會成功地活下去。

讓英雄轉身後的眼淚不再流

他們被看成搶救人命的英雄，
但他們的「傷口」也需要被看見。

你心目中的消防人員是什麼樣子？消防月曆中裸著精壯上半身的威猛形象？還是在災難現場，當大家都跑向安全的地方，卻如「逆行菩薩」反其道而行的那群勇者？

在救人時，消防人員身上不只背負著千斤重的人命，更承擔了「必須成功」的期望與責任。然而有時明明做盡了一切努力，卻仍可能失去手上的病患。逆行菩薩一旦絕望地墜落，很容易落入從此逃脫不出的地獄……

有天下午，附近消防分隊的一位緊急救護技術員送車禍擦傷的傷者來院。等我初步診視完病人，他連忙把我拉到一旁，憂心忡忡地對我說：「唐唐醫師，如果你這幾天看到我們隊上的阿信，可不可以關心他一下？」

阿信是他們分隊的高級救護技術員，儘管年紀輕，但已有好幾年經驗，處理過至少上千位患者，無論技術、學識和心理素質都很好。我感到不解，怎麼突然要我關心他。

「阿信怎麼了嗎？」

他苦惱地說：「阿信前陣子不是送了一個騎車自撞電線杆的死者來醫院嗎？就是那個把自己的臉都撞平了，骨盆也撞碎的年輕人。他們到現場的時候，病人還有微弱的呼吸和心跳，斷續呻吟著。雖然那時候阿信把所有能做的急救處置都做了，可是在送醫途中，人就沒了……

「那之後，他就一直在想是不是當初自己再多做什麼，病人就可以活下來……我知道他為此失眠了好幾天。可是我看過那個案子，他的處置完全沒問題。病人走掉真的不是他的錯。」

為此失眠？狀況似乎不大妙。

「可是後來檢查的結果，病人的死因是嚴重顱內出血，以那種情況來說，你們在到院前確實沒什麼能做的。他不知道嗎？」我問。

「他很清楚這一點，我們也試著和他聊過。可是唐唐醫師，他就像火鍋裡煮不熟的蛤仔，不管我們用什麼方法跟他談，如何嘗試撬開他的嘴，他就是不肯張口。

「阿信平常遇到問題時會來找你討論，跟你好像還不錯，所以我想拜託你和他聊聊。」關心夥伴的他苦惱得像撞上一堵牆，怎樣都開啟不了夥伴的心門。我聽了也擔心，便答應找機會與阿信聊聊。

//

過沒兩天，遇到送病人來急診的阿信。他看起來的確變得憔悴不少，還出現黑眼圈，不過在與我們交接病人時，一如既往地精準扼要。

將病人交給住院醫師做初步處置後，我把他拉到一旁。

「阿信，你最近還好嗎？」

他故作瀟灑地甩甩頭，回說：「還好啊。唐唐醫師，你怎麼突然這樣問？」

我盯著他的黑眼圈看了一會兒，又問：「你確定？」

他知道躲不過了，無奈地說：「他們都跟你說了？真是多嘴。」接著又一副滿不在乎的樣子。「還好啦，就是最近有點失眠而已。」

我依然盯著他的眼睛，問：「想談談嗎？你的同事們蠻關心你的。」

「唐唐醫師，我真的沒事啦，是大家太擔心了。」

見他如此堅持，我決定換個策略。

「現在有點空檔，我來講個故事給你聽，好嗎？」

但沒等他回答，我便繼續說下去。

「記得我剛當主治醫師那年，接到你們送來一名嚴重顏面骨骨折的病人，傷勢非常嚴重。那時候我趕快插管以保護他的呼吸道，讓他不至於被自己的血嗆死，還在血流不止的鼻子裡塞了兩條導管做加壓止血，但血還是不停地從他的嘴巴流出來。」

再度回憶起那一刻，我彷彿又看見汩汩流出的血液，和我再怎麼輸血也沒辦法改善的血壓。監視器的警示音彷彿又在耳邊響起。

「我請放射科來幫他做栓塞止血，但放射科醫師說以傷患的生命徵象，這樣去做栓塞太危險了，他們不建議。然後我聯絡耳鼻喉科，他們說除了像我這樣用導管加壓，他們也沒有其他方法。耳鼻喉科的醫師還說，血既然是從骨折的顏面骨流下來的，我可以找整形外科醫師，看整外要不要開刀矯正顏面骨骨折，這樣一來，血可能不會流得那麼嚴重。於是我趕緊聯繫整外，但他們表示不會開這種急診刀。

「所以我就只能一直為傷患輸血，最後眼睜睜看著他在我面前流血流到死掉……」

那是身為醫師感到最無力的時刻。

「後來有大概半年的時間，只要遇到相關科別的學長，我都一直纏著他們問自己是不是哪裡做錯了，是不是還有什麼辦法讓他不要死掉……可是聽我描述了搶救過程後，幾乎每一個人都搖搖頭，然後拍拍我的肩膀，告訴我：『你盡力了！』」

想起那段日子，我不禁黯然。

那陣子，每當聽到這樣的回答，我總是忍不住在心底吶喊：「難道真的沒有其他辦法了嗎？難道下一次遇到這樣的病人，還是只能眼睜睜地看著病人在我眼前流血流到死掉嗎？我不要！」

我覺得我和我的病人好像被世界拋棄了，沒有人願意，也沒有誰能夠幫我們。

//

聽到這裡，阿信焦急地問：「那後來呢？後來你是怎麼好的？」

「後來就是被學長罵啊，說我這樣太誇張了。有個學長訓我：『把自己糾纏在一個病人身上這麼久，你是不是其他病人都不用顧了?!』」

回想起來，那時候真是被學長狠狠地痛罵。最慘的是就算被這樣臭罵了一頓，我還是沒有醒。

「最後我是在一部影集裡看到一段話，才真正釋懷的。」

正是這一段話，我想要與阿信分享。

「是什麼？」他追問。

「你做了當時你認為最好的處置。即使那是錯的，你在當時仍認為那是最好的。你不能改變做過的決定，所能做的就是不要讓它毀了你。你要學會原諒自己。」[10]

10.出自美劇《醜聞風暴》（*Scandal*），原文為：「You did what you thought best at the time. Even it was wrong, you thought it was best. You can't change the choice you made. All you can do is not that it ruined you. And you're going to learn to forgive yourself.」

阿信的眼中迅速淹滿淚水。

他握起拳頭，小聲地說：「我知道啊！我知道自己沒有做錯什麼，可是我不甘心哪！我們接到派遣電話就馬上出發。一到現場，我馬上給他氧氣、幫他打上點滴，聯絡你們醫院準備後送。在車上也持續注意他的情況，一直在處理……可是他還是沒有了。我幫他做CPR、幫他打藥，能做的都做了啊！可是他就是回不來。我不甘心哪，不甘心看著那麼年輕的一條生命在我面前從還會呻吟，到最後沒有聲音、沒有呼吸、沒有心跳……」

我彷彿看到當年那個對著電視螢幕痛哭的自己。

「阿信，你真的沒有做錯任何事，而且你已經做了所有你能做的。那個病人最後是因為嚴重腦傷死亡的。你真的沒辦法再多做什麼，因為就連我們在醫院也無計可施……」

我拍拍他的肩，柔聲地對他說：「所以，你要學會放過你自己。」

//

就像月球永遠有亮面與暗面並存，醫護、警消人員也是一樣，只是我們多半以正面形象出現。

我們常面臨生死關頭，背負著民眾對我們搶救生命的期待。但在這個過程中，也可能遇上許多令人難接受、卻又難抹滅的畫面。就像我和阿信這樣，即使我們盡全力努力過了，即使我們確實沒有做錯什麼事，然而病患瀕死或甚至死亡的場景總不免縈繞腦海……

我們頻頻自問：「是不是當時我多做些什麼，病人的結果就會不一樣？」

只是工作節奏實在快得讓我們連思考、消化這份情緒的時間都沒有，這樣的陰暗面也往往被自己強行壓抑。一旦長期累積，便會造成心理上的耗損與傷害。

更糟糕的是，即使我們發現自己似乎出現狀況，但是礙於同儕眼光與社會觀感，擔心被貼上「不適任」的標籤，往往不敢向外求助。或者像阿信這樣，儘管有觀察敏銳的夥伴發現異狀，他也不願意接受他們的幫助。

醫護、警消人員被塑造為搶救人命的英雄，心理健康的狀態卻常常被忽視。我們只能躲入心裡的暗面獨自流淚，無處可求援；或是仰賴最基本的同儕互助，至少是一個紓壓的缺口——這還是同儕願意伸出援手，本人也願意接受幫助的情況。

有些時候，兩者之間出現隔閡，結果就是同仁的離去，實在令人唏噓。

「華佗再世」、「警界之光」、「打火英雄」……披上這些所謂榮光的同時，我們的「傷口」，也真的需要被看見。

心臟移植是最哀傷的移植手術

一個人的生命在倒數計時，
卻是另一個人重生的開始。

忘不了參與的第一台心臟移植手術的情景，那是我當心臟外科總醫師的時候。那晚，聽說北部某醫院有我們的病人需要的心臟，學長和我剛開完一台刀便衝去客運站，跳上車從高雄直奔桃園。

終於抵達醫院已是清晨五點多，冬日凌晨始料未及的南北溫差襲擊了我們。等待著開刀的我，昏昏欲睡地邊翻著手術圖譜，邊呼氣搓著雙手。看著呼出的氣化成煙霧，轉瞬消失在空氣中，不知怎地想起待會兒的手術，莫名地感到有些哀傷。

不過，一進了刀房就沒有那麼多的傷春悲秋。移植手術是一場與時間的賽跑，一個人的生命在倒數計時，卻是另一個人重生的開始。而時間不等人，因此進行移植手術的刀房總是熱鬧，大愛捐贈者的身體兩側站滿來自四面八方的移植小組成員，從摘取器官的順序、拿取血管的分野，聲聲句句地討論及確認。

第一次參與這項手術的我全心專注地投入，就怕錯過了什麼，會辜負捐贈者的大愛。

順利拿下心臟後，緊接著是另一場與時間的賽跑，我們必須盡快將心臟送回受贈者等待的醫院。

救護車載我們駛上高速公路，要送我們前往高鐵桃園站。這是我第一次看見在車輛滿滿的高速公路上，如摩西開紅海般，用路人自動地往車道兩側分開以禮讓救護車。

高鐵上，儘管徹夜未眠，但我們小心翼翼地護著裝有心臟的保存盒。其他乘客若知道我們膝上的這個盒子，裝著一顆甫從年輕女孩身上取下來的心臟，他們會怎麼想呢？一個小時前，它還在主人的體內規律而有精神地跳動，如今卻已被我們將血脈切斷，孤伶伶地靜靜躺在器官保存液裡。

時間彷彿在車廂裡凍結了，只剩下窗外的景色飛馳而過。從桃園到高雄三百多公里的路程，幾乎要把半個台灣都走過。細長的高鐵將分隔南北的兩條生命連結起來，就像等一下在手術台上，我們也將拿起許多條細細長長的線，把盒內這顆安靜的心臟與受贈者的血管一圈又一圈地縫合，一次又一次地纏繞，將兩人的生命連結起來，然後在眾人屏息下，讓她們的心臟再次跳動。

到那時候，這顆曾經孤伶伶的小小心臟不再孤獨。它有嶄新的血脈陪伴，將生命的泉源送到全身去，在一次又一次的搏動之際，把捐贈者的過去送往受贈者的未來。

甫下高鐵，又搭著救護車奔向醫院。

受贈者的心臟已被取出。體外循環機器的持續運作聲在寂靜的手術室裡格外明顯。我們小心翼翼地把年輕女孩只有受贈者二分之一大小的心臟，放入偌大的心包膜腔。空盪盪的心包膜腔有如四壁蕭條的房間，站著一個初來乍到的年輕女孩，不知所措。

我們撚起線，密密地縫了起來。然而因為心臟和容器的大小相差太大，曾經做了多少次、再熟悉不過的血管吻合手術，這回並不容易。每一個接口、每一次縫合都是關鍵，若一不小心扭轉到血管，便前功盡棄了！

我們手中的線是手術室裡裡外外的每一隻努力的手，是捐贈者父母希望讓女兒生命延續下去的大愛，是受贈者家屬對於新生命的期待。

我們希望能不辜負任何一方，輕柔又堅定地握著這顆青澀的心，帶著她認識這新的居所。

當縫合完，讓心臟跳起來的剎那，才是緊張、刺激的時刻。這初來乍到的心，能否擔負眾人的期待與壓力？

即使順利搏動，後續的照顧才是關鍵，更是累人。心能與她的新居所融合得好嗎？新居所願意接納她嗎？這顆心臟能與受贈者一起合作、消弭彼此間的不同，共同抵抗外來病菌的輕侮嗎？

這不只是病人與心臟外科醫師的事。在移植的初期，我們每天都要與各科醫師聯合開會、討論，找出最合適的治療方式，以極細微的差距調整每一回藥物劑量和每一顆用藥。偶爾醫師之間的意見相左時，必須掙扎著做出決斷，這才是最困難的。

後來陸續跟過幾回心臟移植手術，印象最深刻的是有一次光是手術中的止血，主治醫師學長就做了好久。那回當手術快要結束時，受贈者的心包膜腔不知為何有血微微地滲出，主治醫師明明已在術中做好止血了啊。但因為這突如其來的滲血，他暫停原已經準備結束手術的動作，開始尋找出血點。

體外循環師和麻醉科醫師在旁相勸，心臟外科主任也進來手術室勸說：「好了吧！血止到這樣就夠了吧？放個胸管引流血水，等等回去打止血的藥，應該就可以了。」

但主治醫師堅持要繼續尋找，認為一定有哪一處是他沒有找到的，一定要把那個出血點找出來，好好止血才行。

後來他果真找到了出血點，原本慢慢會把心包膜腔淹滿的滲血停住，這時他才甘願結束手術。

疲憊的學長嗓音嘶啞地告訴方才勸說的我們：「你們聽過嗎？有人說心臟移植是最哀傷的移植手術，因為不像肝臟或腎臟可以活體器官移植，心臟移植是唯有一個人的逝去，才能有另一個人的新生。所以我不想讓他們冒著失敗的風險。」

這時我才恍然大悟，為什麼相較於聽說有心臟移植手術就興奮的我，學長的表情總是冷然而沉重。因為那是兩個人，不，甚至是兩個家庭的期待和希望。

那也是我們身為醫者的責任與使命。

如果能夠早知道

來到這世上匆匆三天，
她甚至還沒有自己的名字。

那是我還是住院醫師，在小兒外科接受訓練時發生的事。

有天接到新生兒加護病房發的照會，表示有一名出生才三天的早產女嬰生命徵象變差，加上在X光片看到游離的腸氣，他們懷疑小女嬰的腸子破掉了，因而找我們動手術。

但由於寶寶實在太小又太輕，加上生命徵象實在不穩定，連運送到開刀房都有危險，因此我們打算先在加護病房裡執行手術，在她的肚子上劃開一個小洞，將引流管放進腹膜腔內，把肚子裡的髒東西先引流出來。希望等她長得大一點、穩定一點時，再進行確切的手術。

可是才剛把腹膜劃開，湧出的竟非預期中的鮮血，而是暗紅色的血塊。我們看了都傻眼。

負責手術的主治醫師龍哥猶豫著要不要冒風險把妹妹送入開刀房，打開整個肚子做剖腹探查術，看看裡面到底發生什麼事。麻醉科醫師催促說：「學長，你要快點決定。妹妹的血氧濃度很不穩，從剛剛就都只有在五十到七十趴之間飄，我怕她沒辦法撐很久。」

龍哥掙扎了一下，說：「你們先撐一下，我去跟家屬討論，馬上就回來。」說著他便脫下手套，快步往外走去。

等待的時間總是漫長，麻醉機密集響起的警示音像是上天在催逼著我們盡快下決定。

龍哥很快又回來了。他臉色凝重地說：「現在的狀況太不穩了，我們先放完引流管，確切的手術等妹妹穩定一點再開。」

可是小小的她，情況再也沒有穩定過。

當晚值班的我收到新生兒加護病房的緊急照會，告訴我們引流管的出血量實在太多，他們擔心是有哪條血管破了，希望我們再開進去止血。

我們的確開進去了。手術過程中，麻醉機的警示音如毫不留情的催命鈴一直響，小女嬰肚子的出血一直冒，龍哥的臉色也愈來愈凝重，汗水一滴又一滴。

我們都知道以這樣的出血情形，已經不是單純有傷口在出血，而是由於她的身體狀況太糟，導致自身的凝血功能異常，造成即便沒有傷口的地方都在流血。

整個手術視野裡到處都在滲血，這根本不是手術能解決的問題了。

我完全不記得我們是怎麼結束那台刀，又是怎麼把小女嬰送回加護病房的。

那天凌晨到新生兒加護病房看另一個寶寶時，小女嬰身旁圍繞了一大群小兒科醫護人員在急救。

我不敢靠近，只遠遠地站著。

小兒科醫師的手指頭快速地不停在她小小軟軟的胸口壓著。小小的人工甦醒球一下又一下地按壓。我不用靠近就知道，她肚裡的那條引流管一定也隨著每次按壓，一陣一陣地流出鮮血，那是我們努力嘗試過卻仍止不了血的悲哀。

走出加護病房時，一位穿著病人服坐在輪椅上的女子轉過頭來，淚眼漣漣地望著我。是女嬰的母親吧。

我什麼話也說不出，只能低著頭快步走開。

//

隔天早上到加護病房查房時，雖然早有心裡準備，但還是沮喪地發現小女嬰的名字已經不在病患名單上。

她甚至還沒有自己真正的名字啊，掛著「某某某之女」的代號，從此消失在人世間。

龍哥問我：「唐唐，你覺得我們應該要在第一次放引流管時，就說服她爸媽讓我們進開刀房確認出血情況嗎？如果是這樣，你覺得後來會不會好一點？」

我很安靜地沒有回答，因為我也很想知道會不會。

沒等我回答，龍哥接著像在自問：「可是她那時的血氧濃度那麼低，如果進刀房，她會不會就提前在手術中離開我們？甚至可能連刀房都到不了，就在送去的途中離開？……」

我還是很安靜地沒有回答，因為我也不曉得會不會。但我明白龍哥說的情況完全有可能發生。

當我們查完房，走出新生兒加護病房時，遇到小女嬰的爸爸，他有禮地朝我們頷首致意，但眼眶青黑、滿臉鬍碴的他，眼裡的悲傷卻是藏不住的濃重。

如何才有辦法面對喜悅地迎來了新生命，不到三天卻又失去的哀傷？那是他們連名字都還沒取的寶貝啊……

那樣輕巧的小小身軀，匆匆結束了她在人世間的旅行與緣分，卻在父母心底留下比海還深沉的悲傷。

//

我不斷在想著龍哥問我的那幾個問題。

如果，如果能有所謂的早知道……

拚盡全力搶救之後

原來我們是為還活著的人，
爭取了一些時間接受事實。

有段時期我重回學校念研究所，每週兩天的上課時間得以暫時抽離醫院的忙碌。不過身為醫師，常常是不管何時何處，無論現實裡或是精神上，只要病人有需要，我們就會馬上趕回醫院處理。

有天早上正在上課時，手機傳來震動。一開始被我忽略，但是震動個沒停，我不得不在上課中滑開外傷科群組：有一名車禍傷者被送到我們醫院，到院時已沒了呼吸和心跳，雖然經外傷科努力搶救後暫時恢復生命跡象，但仍然非常不穩定，隨時可能需要再急救。

同事感傷地寫道，患者才三十歲，妻子帶小孩趕到急診室，見躺在病床上的爸爸經過急救變得面目全非，三、四歲的孩子驚恐地後退，大哭了起來。

看著螢幕，我一下失了神。

下午三點上課前，傳來他轉入加護病房的消息，看來似乎好轉了些，讓人鬆一口氣。沒想到六點快下課時，加護病房的主治醫師突然通知：

「患者的血壓又在掉，看起來是骨盆腔骨折的地方又出血。我們可能需要先直接在加護病房把腹膜前腔打開，塞進紗布加壓止血，先止住一部分的血，等血管攝影室有空檔再讓他去做確切的栓塞止血。有沒有人能來幫忙？」

看到重點訊息「有沒有人能來幫忙？」我立刻回「我可以」，一下課就抓了背包奔往連通醫院的空橋，不顧往來的人們側目。

在加護病房開這種緊急手術還是第一次，早該下班的白班護理人員不敢輕忽，主動留下來幫忙。過了一會兒，原本休假的兩位醫師也從家裡趕來，其中一個是主任。

手術過程中，一向寧靜的加護病房難得充滿此起彼落的呼喊聲，如此的紛擾只有一個目標——讓病人活下來，能夠再次擁抱在門外守候的妻兒。

最後把患者塞滿紗布的肚皮縫起來時，住院醫師大喊：「老師，血管攝影室說他們準備好了，我們可以把病人送過去！」

晚上九點，我們好幾個人擠在血管攝影室盯著螢幕，準備一有空檔就衝進去輸血和打藥，維持患者的生命徵象，好讓放射科醫師專心地找到出血點。

不知過了多久，護理長問我：「唐唐，你有帶手機在身上嗎？」

「有啊。怎麼了？」

「可以借我嗎？我得打電話給我先生，本來跟他說今天會早點回家，他現在應該等得很著急。」

「好喔。」我遞出手機。

護理長走到角落，一面掩嘴對手機柔聲說著什麼，眼睛仍直直盯著攝影室的情況。見門開了，放射科醫師走出來，她匆匆說：「就這樣囉，我要繼續忙了，孩子就拜託你了。」一下子回復戰備狀態。

晚上十點半，終於找到出血點。可是血明明止住了，患者的血壓和生命徵象卻僅短暫穩定，接著又變差。我們把所有可以做但還沒做的治療都想過一輪後，結論是只能試試裝葉克膜了。

小跑著推病床回加護病房，值班的心臟外科阿哲醫師不久也趕到，說：「我已經請心臟外科加護病房把葉克膜推過來，體外循環師趙趙也在趕來的路上。唐唐，等一下東西來，我們先準備好，趙趙一來就可以立刻接上葉克膜。」

從沒想過離開心臟外科好幾年的我竟要再站上第一助手的位置。我努力搜尋著記憶，手忙腳亂地將要用的器具全都撈出來。

幸好趙趙及時趕到，一頭溼髮的她像一陣風似的衝進來，邊設定葉克膜，邊念阿哲學長：「都你啦！我才下班沒一個小時，正在洗澡就接到電話，又衝出來了。還好路上人不多，我連闖了九個紅燈，如果收到罰單給你付喔！」

儘管嘴上不饒人，但她的手迅速動作著，讓我們可以無後顧之憂地放葉克膜。然而即使放上葉克膜，患者的情況還是很不樂觀。住院醫師和我憂心忡忡地盯著他的生命徵象看，猶豫著該不該留下來看顧。主任走過來，輕拍我們的肩膀說：「都回家吧，已經十二點了。你們不是都沒值班嗎？明天還要上班呢。我們都盡力了，剩下的只能靠他自己了。」

//

隔天早上，主治醫師告訴我，患者還是走了。

前一天我們為他做的一切，原來只是徒勞嗎？從到院前努力急救至到院後，從外傷科到加護病房、放射科再到心臟外科……大家所做的努力好像都白費了。

主治醫師看出我的難過，說：「你知道今天早上他的妻子要帶他回家時，對我們說什麼嗎？她說：『醫生，謝謝你們的努力，謝謝你們替我和孩子多留了他一點時間，讓我們有時間接受他要離開……也讓我有勇氣為他簽下ＤＮＲ，在這個時刻帶他走，沒有讓他受太多、太久的痛苦。謝謝你們。』」

我鼻頭泛起一陣酸。原來一切不是徒勞。原來我們是為還活著的人，爭取了一些時間接受事實。

雖然台灣推行簽署〈不施行心肺復甦術（DNR）同意書〉已經很多年，然而在向家屬解釋時，我們最擔心的就是被誤會成醫護不想救病人。但其實，身為醫護的我們一直以來所學、所執行的都是「救人」，若非病情所需，我們不會輕易與家屬討論這件事。因為不施行心肺復甦術並不是放棄治療，而是希望讓病人在努力之後，不至於太痛苦地離去。

沒有一個醫師希望患者的狀況在自己的手上惡化。但如果到了那不得已的時刻，我們希望每一位病人都能好好地走，每一位家屬都能好好地接受。

做出一個自己不後悔的決定

那雙手因為心衰竭而冰冷，理應虛弱無力，
卻如此堅定地握著我的手……

親愛的學妹：

在加護病房，看到你好沮喪地望著病室裡剛開完刀回來的病人。

你說身為總住院醫師，在手術時眼見病人流血不止，你竭力向主刀的主治醫師提出建議做法，但未獲採納。那場手術血流成河，血庫中所有的血都快要被用光。

雖然知道當下做決定的不是自己，你能做的最大努力是冒著大不諱的風險，直接給出建議，但你覺得進入手術室就是對病人有責任。你說感到愧疚，因為自己沒能給病人更好的結果。

跟這位主治醫師的刀，類似的經驗不只一次了，不禁讓你思考，是不是以後遇到他的刀，乾脆都把嘴巴封起來，把心也封起來，什麼都不說，什麼都不感受。這樣是不是可以減少一點對病人的責任，還有心裡的罪惡感？

看著你，我好像看到曾經的自己。因為我也有過同樣的想法，甚至真的這麼做了，可是結果似乎不如我們以為的美好。

當心臟外科總醫師的那幾年，我曾經很討厭跟某位主治醫師的刀，因為他「太積極」。有些病人的狀況，我覺得其實不適合開刀，但只要病人和家屬願意，他還是會動刀。也不知道問題是出在誰身上，只要是他主刀、我當助手，病人的死亡率遠高於平均值。「你為什麼要開這種刀?!」火爆的我一開始會跟他吵架，甚至這樣質問他。不過病人都說要讓他開了，身為小小總醫師的我吵完後，也只有閉嘴跟刀的分。

剛開始我會為了病人的預後不好而自責、難過。想著是不是自己有哪裡還可以多做一點，那麼病人的結果或許就會不一樣了。

可是時間久了之後，我發現怎樣都沒辦法改善病人的預後，所以開始封閉自己。只要是跟這位主治醫師的刀，我一律閉嘴，進入遙控機器人模式，主治醫師說一動，我才做一動。我想如果都照他講的去做，手術的結果就是他要完全負責了吧！

甚至到後來，由他主治的加護病房患者，我照看的程度也比對其他主治醫師的病人少。我想只要不常接觸，就不會與病人建立關係和感情，那麼當病人狀況不好的時候，我可能就不會難過了。

但我遇到了阿玉嬤。

她又是那種我覺得不適合開刀，但家屬想要「拚一拚」的病人。術中，我照樣採取機器人模式。術後的照護，我也就是每天早上剛上班時巡一輪，下班回家前再看一次而已。為了避免自己的責任、不和病人建立關係，除非必要，我不會主動幫她調整醫囑。

就像是要驗證我在術前的猜測一樣，好些日子過去了，阿玉嬤的病情始終未好轉。術前還能自己呼吸的她，術後只能依靠呼吸器。

我原本還會進入病室探望，後來逐漸退縮到只在病室外隔著玻璃窗看，因為不知道她什麼時候會離開。

但某晚我要回家前，阿玉嬤突然朝我招招手，要我進去病室。她叫我拿來紙和筆，她要寫字。那雙手瘦骨嶙峋，雞爪都比她有肉，她努力地抓住筆，歪七扭八地寫下：「醫生，謝謝你照顧我！」然後奮力地握住我的手。那雙手因為心衰竭而冰冷，理應虛弱無力，卻如此堅定地握著我的手。那一定用盡了她全身的力量吧？所以握了一會兒之後，她開始喘起來，才終於鬆手。我羞愧又難過，眼淚快奪眶而出。沒有認真照顧她的我、以為能預知她的未來而懦弱的我，如何擔得起她的這份感謝？

後來阿玉嬤還是脫離不了呼吸器，被轉去呼吸照護病房。而我擔任那位主治醫師助手的刀，病人的死亡率還是很高。不過不久多了一名總醫師，我跟的刀就少了，這或許也是生命會自己找到出路的一種方法。

只不過我常常不確定地想：到底是最初那個，即使明知起不了多少改變，還是努力去吵、想去挽回什麼，會為了病人狀況不好而難過、夜不能寐的自己比較好？還是後來這個，會讓自己隔絕於關係和情緒之外，進入保護程式，卻會為了病人一聲感謝而愧疚的自己比較好？

直到今天，我還是沒有答案。

親愛的學妹，我不是你，無法替你做決定，就像你也無法替手術台上的主治醫師做決定。

只希望你看了這封信，能做出一個自己不後悔的決定。

忘不了阿玉嬤溫暖雙手的

唐唐

人生的最後一句話

或許是懺悔，也可能是我愛你，
也許是一句讓病人和家屬心裡都沒有遺憾的話。

你曾經想過嗎？
如果在人生的最後一刻有機會，你想再見誰一面？
你的最後一句話，想對誰說？

阿菊嬤由於肺炎住進加護病房。沒多久卻因肺炎與敗血症導致病況惡化，呼吸衰竭到需要插管的程度。

在插管之前，我問同仁們：「在我們幫阿菊嬤插管前，可以讓她的家人進來和她說說話嗎？因為阿嬤已經八十歲了，身體也不是很好，插管後不見得拔得掉，所以這有可能是她最後一次和家人說話了。我們能在阿嬤的身體狀況還允許的情況下，先讓她的家人進來，再插管嗎？」

同仁們雖然有些擔心有什麼臨時狀況，但也都同意這麼做。

阿菊嬤的先生俯在病床前，用日語輕喚著妻子的名字，手一邊輕梳著她的劉海，像在哄孩子睡覺般。阿公的聲音裡含著悲傷，像是害怕妻子會一覺不醒。阿菊嬤閉著的眼睛滲出了淚水。兒孫輩輪流進來和阿嬤說話，阿公始終陪在她身邊。

最後大兒子再度走進來，問她：「阿母，你還有什麼要交代的嗎？」

原本始終閉著眼的阿菊嬤，這時突然睜開眼，斷斷續續，艱難地說：「要……顧好……你……阿……爸……」

阿公聽了，忍不住大哭起來，加護病房裡的我們都跟著鼻酸。

為阿菊嬤插完管後，護理師曉燕學姊問我：「唐唐醫師，你為什麼會想到在插管前，讓阿菊嬤的家人進來和她說話？我以前從沒遇過醫師這麼做。可是我覺得這樣子很好，感覺很暖。」

我想了想，回答她：「可能和我在前一間醫院工作時遇過一位喝鹽酸的病人有關吧。直到現在我都還很後悔，那個病人，我沒有讓她和家人說到最後一句話就幫她插管，後來她卻再也沒有機會說了……」

//

那是個假日午後，消防隊說要送來一名喝鹽酸自殺的婦人阿春姆。由於我們醫院沒有能力處置這樣的病人，所以我立刻請他們直接將病患送去可以處理的醫院，但因為能夠轉送的醫院都距離太遠，因此消防救護人員最後還是先把阿春姆送來我們這裡。

阿春姆的聲帶被鹽酸灼傷，說話有嘶吼聲，明顯呼吸急促而且費力，胸口快速地上下起伏，一看就是過不了多久就要喘到沒力的樣子。我當下判斷需要先插管再後送，會比較安全。在徵得阿春姆和她的家屬同意後，我並未多想便直接準備插管。

在插管之前，阿春姆一直掙扎著想和家人講什麼。不過因擔心她一旦說話，會讓已經受損的聲帶更腫脹，造成後續的插管困難，所以我不斷喝止她，不讓她講話。

插完管後，阿春姆順利地被轉到後送醫院。然而在開刀時才發現她的內臟已遭到鹽酸嚴重腐蝕，根本無法動手術，醫師只好將她的肚皮縫合，送進加護病房。

兩天後，阿春姆過世了。聽到她走了的時候，我一直在想，如果插管前不阻止她開口就好了，如果那時讓阿春姆再和她的家人說些什麼就好了，如果……

雖然理智告訴我當初的決定沒有錯，因為如果那時候讓病人繼續說話，情況真的很可能會惡化到困難插管，甚至根本沒有辦法將她轉到後送醫院。可是在情感上，我就是過不去！因為那可能是這輩子她能對家人說的最後一句話。或許是懺悔，也可能是一聲「我愛你」，也許是一句讓她和家人心裡都不會留有遺憾的話。

我一口氣傾訴這段往事。一旁的阿銘學長聽了，拍拍我的肩，對我說：「唐唐，我覺得你當下做的決定一點錯也沒有。假如我是你，也會跟你做出一樣的選擇。雖然你覺得阿春姆最後沒有和她的家人說到話有遺憾，但其實你那時候做出的選擇就是最好的了。你要相信你自己啊！」

學長的這番話，讓我想起自己曾開導救護技術員阿信的一段戲劇台詞：「你做了當時你認為最好的處置。即使那是錯的，你在當時仍認為那是最好的。你不能改變做過的決定，所能做的就是不要讓它毀了你。你要學會原諒自己。」

曉燕學姊接著說：「對啊，唐唐，而且你也從阿春姆身上學到了一件事，不是嗎？你讓阿菊嬤的家人進來看她，和她說話了啊。如果有一天我像阿菊嬤這樣了，能遇到像你這樣的醫師，我會很感謝的。」

//

其實我是非常討厭碰觸生死議題的人。醫學生見習時，每每聽老師告知病人罹患了癌症的那個當下，我總是無法直視病人悲傷而震驚的神情，也難以為他們做後續的心理輔導與建設。所以後來選科時，我選了最不需要碰觸癌症的心臟外科。

沒想到陰錯陽差地，最後反而走了更需要在第一線面對猝不及防「生死一瞬間」的外傷及重症外科。

不過走在這條路的過程中，有許多人陪伴著，像是阿銘學長和曉燕學姊溫柔、和善的回應，讓我心裡那塊過不去的硬石崩塌了。雖然他們說我的舉動很暖，但事實上，真正被溫暖到的人是我啊。我也不停地學習、成長，讓自己不再那麼害怕面對生死。

但願未來遇到每一位像阿菊嬤的病人，在可以有選擇的情況下，都有機會讓他們與家人見到最後一面、說出想說的話，然後，不留遺憾地前往另一個世界。

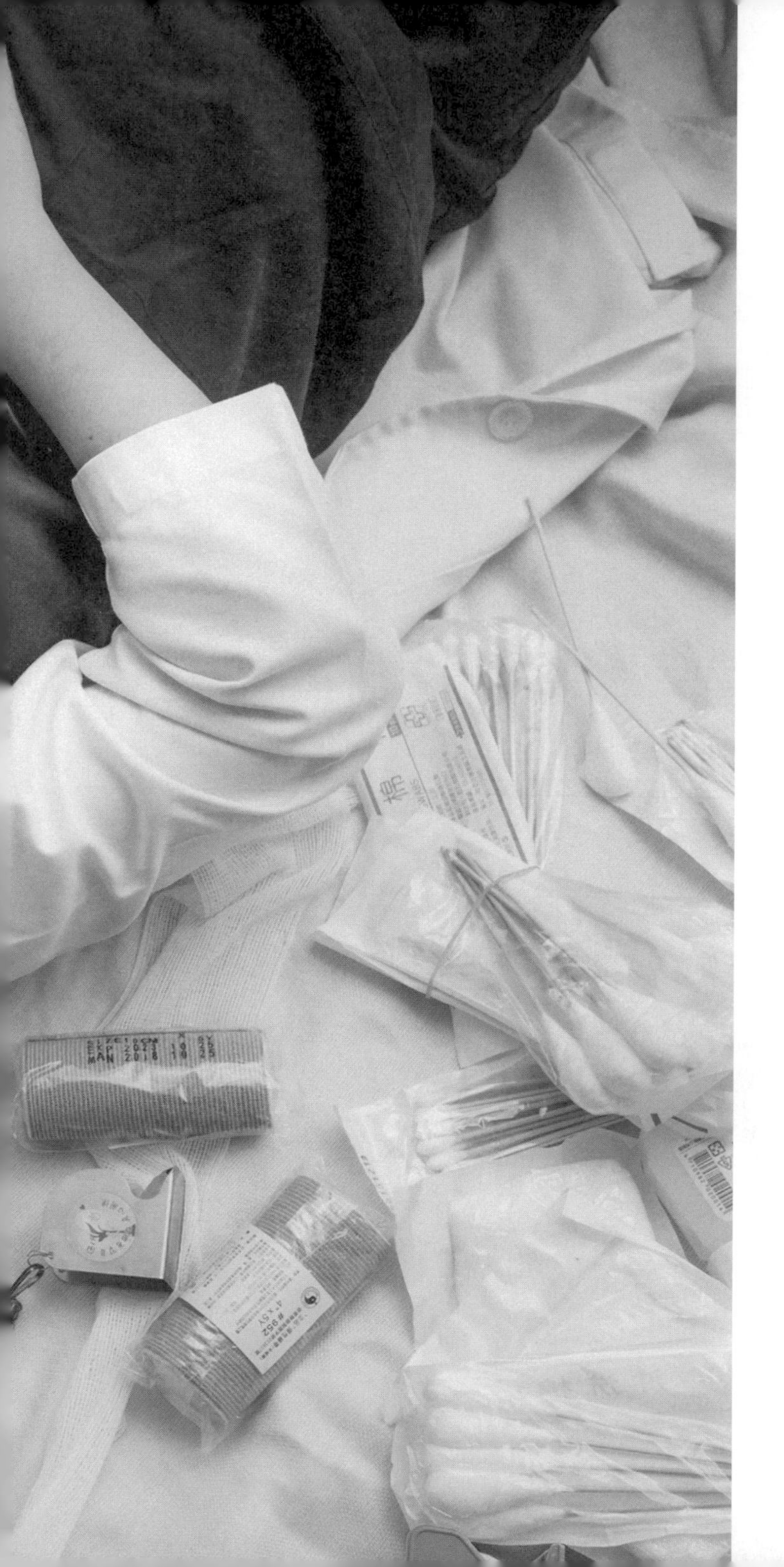

面對生死，很多時候，身為醫護的我們也很迷惘，很想躺平……
最後只能告訴自己，希望能夠做到讓逝者無罣、讓生者無憾而已。

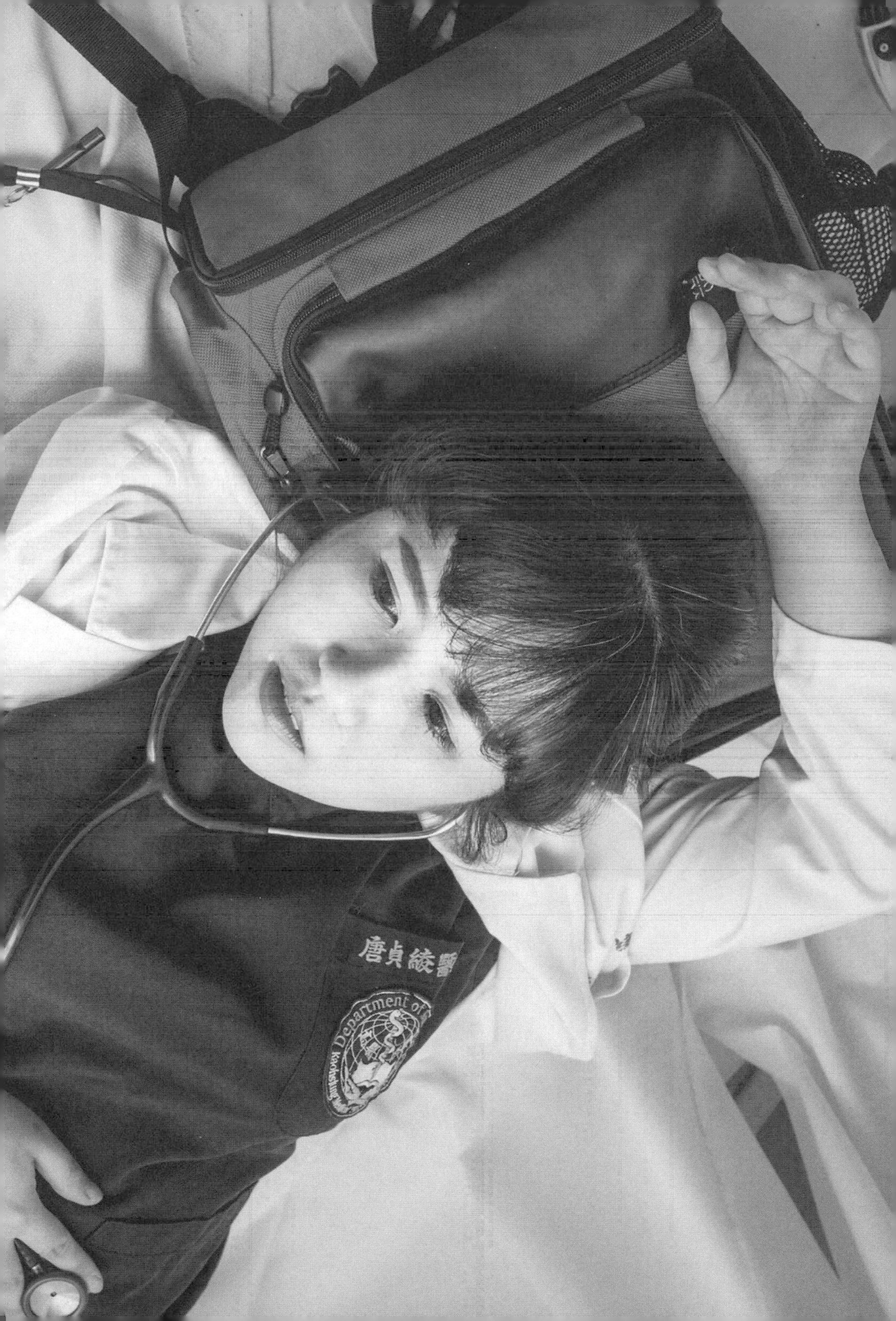
唐貞綾醫
Department of

國家圖書館預行編目資料

昏迷指數三分：社會破洞、善終思索、醫療暴力……外傷重症椎心的救命現場/唐貞綾著. -- 初版. -- 臺北市：寶瓶文化事業股份有限公司, 2022.11
面； 公分. -- (Vision；235)
ISBN 978-986-406-323-9(平裝)
1.CST: 急診醫學 2.CST: 醫療服務 3.CST: 通俗作品
415.22 111016269

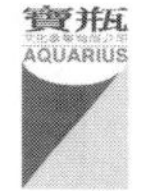

Vision 235

昏迷指數三分——社會破洞、善終思索、醫療暴力……外傷重症椎心的救命現場

作者／唐貞綾
企劃編輯／丁慧瑋

發行人／張寶琴
社長兼總編輯／朱亞君
副總編輯／張純玲
編輯／林婕伃
美術主編／林慧雯
校對／丁慧瑋・劉素芬・林婕伃・唐貞綾
營銷部主任／林歆婕　業務專員／林裕翔　企劃專員／李祉萱
財務／莊玉萍
出版者／寶瓶文化事業股份有限公司
地址／台北市110信義區基隆路一段180號8樓
電話／(02)27494988　傳真／(02)27495072
郵政劃撥／19446403　寶瓶文化事業股份有限公司
印刷廠／世和印製企業有限公司
總經銷／大和書報圖書股份有限公司　電話／(02)89902588
地址／新北市新莊區五工五路2號　傳真／(02)22997900
E-mail／aquarius@udngroup.com

法律顧問／理律法律事務所陳長文律師、蔣大中律師
如有破損或裝訂錯誤，請寄回本公司更換
著作完成日期／二〇二二年八月
初版一刷日期／二〇二二年十一月四日
初版二刷+日期／二〇二三年一月六日

ISBN／978-986-406-323-9
定價／三五〇元

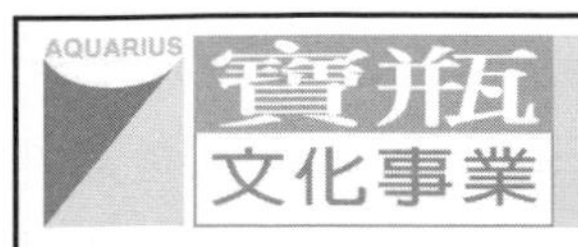

愛書人卡

感謝您熱心的為我們填寫，
對您的意見，我們會認真的加以參考，
希望寶瓶文化推出的每一本書，都能得到您的肯定與永遠的支持。

系列：Vision 235　**書名：昏迷指數三分——社會破洞、善終思索、醫療暴力……外傷重症椎心的救命現場**

1.姓名：________　性別：□男　□女

2.生日：____年____月____日

3.教育程度：□大學以上　□大學　□專科　□高中、高職　□高中職以下

4.職業：________

5.聯絡地址：________

聯絡電話：________　手機：________

6.E-mail信箱：________

□同意　□不同意　免費獲得寶瓶文化叢書訊息

7.購買日期：____年____月____日

8.您得知本書的管道：□報紙／雜誌　□電視／電台　□親友介紹　□逛書店　□網路　□傳單／海報　□廣告　□瓶中書電子報　□其他

9.您在哪裡買到本書：□書店，店名________　□劃撥　□現場活動　□贈書

□網路購書，網站名稱：________　□其他________

10.對本書的建議：（請填代號　1.滿意　2.尚可　3.再改進，請提供意見）

內容：________

封面：________

編排：________

其他：________

綜合意見：________

11.希望我們未來出版哪一類的書籍：________

讓文字與書寫的聲音大鳴大放

寶瓶文化事業股份有限公司

（請沿此虛線剪下）

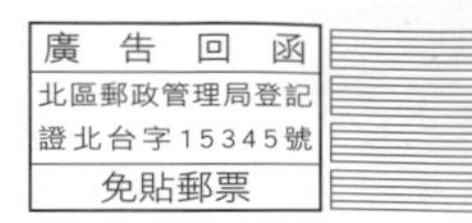

寶瓶文化事業股份有限公司 收
110台北市信義區基隆路一段180號8樓
8F,180 KEELUNG RD.,SEC.1,
TAIPEI.(110)TAIWAN R.O.C.

（請沿虛線對折後寄回，或傳真至02-27495072。謝謝）